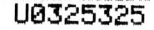

U0325325

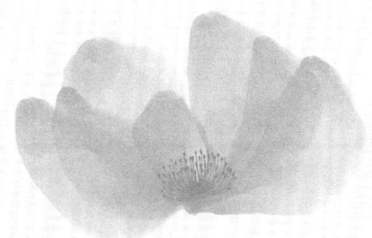

慢慢变美

佟彤 著

佟彤教你由内养外
终生都有好气色 好身材 好气质

天津出版传媒集团

天津科学技术出版社

图书在版编目（CIP）数据

慢慢变美 / 佟彤著 . -- 天津：天津科学技术出版
社 , 2023.7

ISBN 978-7-5742-1128-5

Ⅰ.①慢… Ⅱ.①佟… Ⅲ.①美容术–普及读物
Ⅳ.① R625-49

中国版本图书馆 CIP 数据核字（2023）第 085877 号

慢慢变美
MANMAN BIANMEI

责任编辑：杨　譞
责任印制：兰　毅

出　　版：天津出版传媒集团
　　　　　天津科学技术出版社
地　　址：天津市西康路 35 号
邮　　编：300051
电　　话：（022）23332490
网　　址：www.tjkjcbs.com.cn
发　　行：新华书店经销
印　　刷：艺堂印刷（天津）有限公司

开本 710×1000　1/16　印张 17　字数 214 000
2023 年 7 月第 1 版第 1 次印刷
定价：59.90 元

序言

慢慢变美

人人都想让自己变美，这是天性。但选对办法的人却不多，广义地讲，她们没有医学背景，对身体不了解；狭义地讲，她们不知道，身体外表的所有变化，都是受内里左右的，这就是中医说的"有诸内必形诸外"：你的美丽是健康的结果，你的不美丽，暴露的一定是身体的缺憾。在具体讲这些之前，我先讲一件事。

疫情刚缓解的时候，有个江西的女孩子远程咨询我，她的问题是：因为隔离在家变胖了，有什么办法迅速减肥？

我说减肥有办法，但迅速很难，因为你的肥不是迅速吃上来的，"冰冻三尺，非一日之寒"！她说，有一种咖啡，人家说能速效减肥，因为她是模特，要马上拍封面，所以决定试试。

如果是真咖啡，怎么可能速效减肥？美国人每天喝咖啡，不照样到处是胖子？如果这个咖啡真能减肥，一定含有咖啡之外的东西。我特意提醒她，但她还是执意喝了，因为不马上变瘦，模特可能就做不下去。

在那之后的一周多，我突然接到了她的电话，说话是气若游丝的。她告诉我，她连续几天失眠，早上起来心慌严重，下楼时居然摔在地上，喝了一周咖啡确实瘦了 1.5 千克，但是站起来就会哆嗦，约好的拍封面也只好推迟了。

我之前的担心真的成了事实！

大概率是减肥咖啡里加了兴奋性的药物，虽然能快速消耗掉脂肪，但异常增强的兴奋，使她浑身颤抖，连续失眠，心慌严重；再进一步推测，很可能加了类似甲状腺素的成分，人为地造成了"甲亢"，通过"甲亢"的病态高代谢，使人快速地消耗变瘦，达到减肥效果。

其实，她还算侥幸，之前多次有报道说有人吃减肥药而猝死的，那就是她的"加强版"。因为迅速减肥，确实有一种比饿肚子要快的办法，就是通过异常增高的代谢率来消耗，但代谢提高，心率就要加快。很多人心脏之前就有毛病，只是勉强维持日常生活，如果毫不知情地吃了刺激心率的药，他们的心脏就可能承受不住，严重的会诱发急性心衰或者恶性心动过速，猝死可能就是这样发生的。

之所以讲这些，我是想说明一个问题：美丽一定是以健康为基础的，变美的前提是变健康，而健康就要遵循身体的自然规律，所谓"速效"一般都是违背这个规律的，任何一个合格的负责任的医生，都会拒绝病人的这种"变美"要求，因为横空出世的美丽和年轻，医学真的做不到。

我们还是来举例。

很多人减肥的最大苦恼是反弹，稍微放松一点，哪怕只多吃一点，就前功尽弃。什么人容易反弹呢？肯定是减肥效果出现快，减肥力度大的，因为她们大多是通过饿肚子来实现的。

一般情况下，这样的减肥到半个月时就会瘦到峰值，这时会发现，她们变得比以前怕冷了，是因为脂肪少了吗？不是，脂肪只是隔温层，她们的冷是从内而外的冷，这又是什么原因呢？

身体是很聪明的，要随时与外界刺激达成平衡，适应外界的变化，人类就是借此活下来的。饿了两周，身体意识到热量减少，为了适应，身体就要降低代谢率以减少消耗来保证供给，代谢率低了，热量产生就少，人就怕冷了。

但降低了的代谢率可不是说提高就能提高的，在低代谢的情况下，你只要多吃一点，身体就代谢不了，存在身体里变成脂肪。所以，这种速效减肥的人要想瘦，只能一直饿下去，以此和低代谢率保持平衡。只要稍微多吃，马上反弹，因为被饿低了的代谢率，无法代谢稍微多一点的食物，身体也无法跟上你想迅速变美的奢望。

再讲一个例子

我的同学是内分泌医生，经常接诊"甲亢""甲减"病人，甲状腺问题在女性身上特别高发。她有个经验，只要这个人有"双下巴"，坐在诊桌前不用说，她就估计是来看"甲减"的。

为什么全身没胖到哪去，下巴却先"胖"了起来？因为"甲减"时代谢率降低，水代谢不出去就留在了组织中，下巴、眼周是全身最疏松的部位，水更容易留在那里，"双下巴"、眼袋就这样产生了。换句话说，她们是因为身体内里有问题才变丑的，就算花钱美容整形，如果"甲减"这个病因不根除，消掉的"双下巴"、眼袋还会再出来。

这样的例子很多，凡此种种提示一点：女人的美是由内而外的，必须先有健康，然后才会美丽。想要绕过这个正途走捷径，前面的模特女孩，就是警示。

不客气地说，美人大多是天生的，因为决定容貌的，很大程度是先天已经定位了的五官，所谓"美人在骨不在皮"，那些绝世美人的五官分布，很符合"黄金分割"的定律。但这样的美人毕竟是少数，普通人仍旧可以很好看，就是因为她们的后天参与进去了。

后天能参与到美丽之中的有两个方面：一个是外表的皮肤和头发，

再就是深层的肌肉和脂肪，它们能帮助你弥补骨相的不足。但是，这些后天的因素，不是能抹出来的、化出来的"表面文章"，靠外在的雕琢很难有效，它们一定是吃出来的，是通过全身的内里调养而获得的。

比如皮肤，真的就是薄薄的一层皮，它的状态好坏，完全由下面的血供状态决定，因为皮肤几乎没有吸收功能，皮肤最大的功能是屏障，它是我们身体安全的"第一道防线"。试想一下，如果皮肤能如你所愿地吸收东西，那我们去海里游泳上来，皮肤不就成咸的了？稍微蹭上点有毒物质，我们不就中毒了？所幸，并没有。因为皮肤能吸收的物质很少，也因此，单纯在皮肤上做文章，是折腾不出花儿来的，通过外边给予产生的效果，非常有限。

至于肌肉和脂肪，同样是受全身状态的影响。

有些人为了减肥，腰上裹着保鲜袋，大夏天里跑步，甚至现在还有了"暴汗服"，这种自虐办法是有效的，但绝对不是保鲜膜、"暴汗服"的功劳。保鲜膜就算缠在别的地方，也会瘦腰，因为保鲜膜是通过保温，增加了代谢，出汗增多，全身脂肪也随着运动而增加了消耗，只不过腰部的脂肪最疏松，减肥时最先体现在那里罢了。事实上，减肥是全身的事情。

说这些是想强调一点：身体是个有机整体，每个局部都受全身影响，每个局部也会影响全身，所以，你不可能期待一个身体病弱的人，有一张艳若桃花的脸！很多有病的人，在出现明显的病状之前，样子先变得不好看了，脸色会变差，头发会变枯，因为皮肤和头发相对身体的内脏是次要的了，一旦健康受到威胁，气血供应不足，身体就会"舍车保帅"，给次要器官组织断供，皮肤和头发首当其冲。所以，在疾病发生前，"颜值"一定先受损。

一说到美丽，我们先想到的是美容、护肤，做"表面文章"，虽然不断有医学专家提醒大家，少交这样的"智商税"，但总是有深信不疑者慷慨解囊花冤枉钱。

有一件事我印象很深，一个银行高管，四十多岁，我给他们银行讲了健康课之后，她单独找到我，要我给她调理脸上的斑。当时在室内，又是阴天，我没看出她有斑，只觉得她很干瘦。她把我拉到室外，阳光下我才看清，她脸上的斑已经融成了整片，光线暗时看不出斑之间的缝隙，所以只感到这个人肤色很暗，而事实上她的两个脸蛋，布满了密密麻麻的黄褐斑。

这个黄褐斑困扰她多年了，抹什么也盖不住，就算做了光子嫩肤，最多三个月，又会卷土重来。但她自己有个经验，只要最近工作不忙，回家能吃山药，坚持吃一段时间，斑就淡了。可惜的是，这样有规律的生活她几乎过不上，别说山药了，按时吃饭都很难，她也就一直为斑点所困。

这就是典型的肾阴虚导致的黄褐斑，因为她的斑点是偏黑色的，人也很瘦，中医讲，黑是肾所主的颜色，肾虚时，肤色或者斑点都会发黑。

为什么山药这么简单的食材，就能淡斑呢？因为山药是补肾的，是大医家张仲景最为经典的千古补肾名方"六味地黄丸"中关键的一味，山药就相当于厨房里的"六味地黄丸"，坚持吃，自然就能淡掉肾阴虚导致的黑斑了，这应该是娇养身体后的明显效果了。所以才有了那句话，"美是吃出来的"；"表面文章"就算有用，效果也很有限，甚至会给人"老黄瓜刷绿漆"的假象，就是因为表面的美丽与年龄不符，美得不自然。

我们身边经常有这样的人，皮肤有皱纹，头上有白发，腰身也不窈窕了，但仍旧显得很年轻，很美，总之这个人的状态很好。为什么？所谓状态，就是我们说的"精神头儿"，它其实就是体质的表现，好的体质才会有好的状态，好的体力、精力，这样的人自然显年轻，因为她们有健康的体质做基础，而好的体质只能通过吃来获得。

既然是吃，就要讲究，要会吃，这是很多想变美的人没做到的。

首先，要知道我们每天吃进去的食物中，哪些营养与美貌最有关系，这是西医营养学的内容。其次，要会利用中医这个"国粹"，这是身为中国人的特权。

中医和西医的不同之处在于：西医是治病的，而中医是治人的。女人不美甚至变丑时，可能查不出确凿的疾病，但身体明显处于一种功能低下，能量产出不足的状态，这就是人出了问题，而治人，调整状态就是中医的强项。

古往今来的美人，少有不借助中医的，有句唐诗写道："暗服阿胶不肯道，却说生来为君容。"这句诗讲的是杨贵妃的传说，她之所以能宠冠六宫，成为中国四大美人之首，别人都怀疑她一定有什么美颜诀窍。杨贵妃却推说，什么也没吃，天生为皇帝长的，其实她背地里一直偷偷吃阿胶，这可能是史上最成功的"带货"了。

其实，中国早就有面膜的记载，只不过那时候的面膜和现在的面膜形态不一样罢了。但是，没有一种面膜入得了杨贵妃的眼，更没能名留史册，很显然，面膜的功效一定是败给了从内里调养容颜的阿胶。成书于先秦的《神农本草经》，是我国现存最早的药物学专著，书中这样描述阿胶："味甘平。主心腹内崩，劳极洒洒如疟状，腰腹痛，四肢酸疼。女子下血，安胎。久服，轻身益气。"

大家还可以上网查黄精这个药，你会发现，很多诗人都为它作过诗，比如杜甫的"扫除白发黄精在，君看他时冰雪容"。黄精入肾经，能补肾，而头发早白多是肾虚的结果，这些用脑过度导致肾虚的诗人，显然都受益于黄精使白发返黑的功效，感慨之下才为其赋诗的。

其实，古人早就有通过染发来乌发的办法，很多中医典籍中都有记载，但为什么没入诗人法眼？一定是内服比外用更有效，更持久，更能去除头发早白的根源。如果你能了解这些，一定能在博大的中医宝库中，找到帮自己变美的办法。

佟彤

2022 年 12 月 27 日于北京

CONTENTS
目录

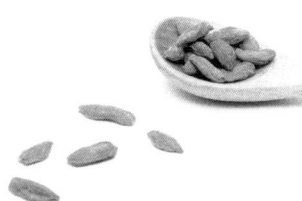

第 **1** 章

好好养心

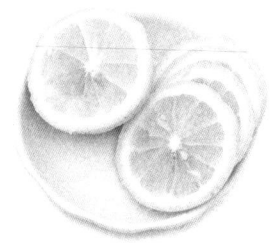

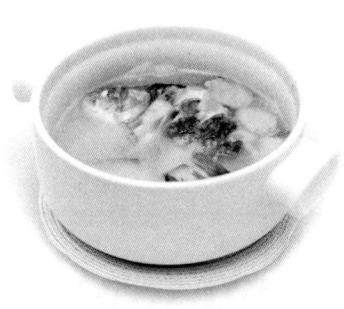

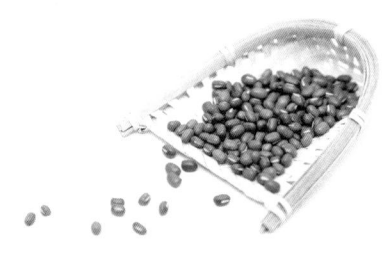

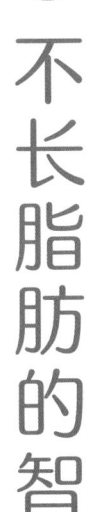

第**3**章

不长脂肪的智慧

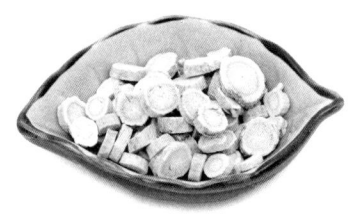

第**4**章

不生病的智慧

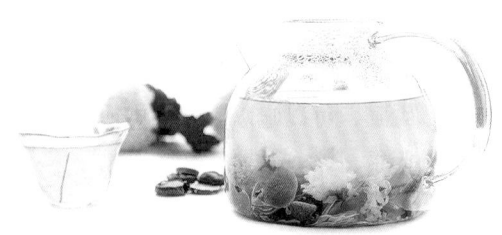

第 **1** 章

好好养心

1

不生气，不压抑，
永远保持平和

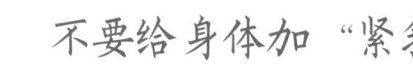

不要给身体加"紧箍咒"

曾经有过一篇报道，一个年轻女孩子得了肺癌，经过治疗控制之后她出院了。因为觉得自己来日无多，她有了豁出去的念头，想让自己在最后的时日过得痛快、尽兴，于是她开始抽烟喝酒。

谁都知道抽烟喝酒是个伤身的恶习，更何况她还有癌症在身。但是半年之后她去医院复查，居然发现癌症并没有因为烟酒而加剧、恶化。人们开始议论：也许抽烟喝酒并不像宣传中说的那样会置人于死地。事实上，并不是烟酒无过，这个女孩子在烟酒中仍旧能侥幸平安的原因不在身体上，而在心理上。她的自暴自弃在某种意义上解开了生与死这个死死纠缠癌症病人的心结，解开了这个精神的"紧箍咒"，看透了生死，心结也就不在了，身体就得到了救赎。具体说就是身体的潜能发挥了出来，自然有了自我复原的能力。

希波克拉底有句名言："最好的医生就是身体的潜能。"这位西医学的开创者将生命的最大希望寄托在生命本身，而不是后来层出不穷的医学技术，不是因为他低估了后世医学技术的力量，而是因为身体具有巨大的潜能。

我经常听到很多人说，某某人非常注意养生，为了保证每天各种营养素摄入的精确性，厨房里都放着天平，或者为了卫生，家里早就开始"分餐制"了。但是，往往这些人早早就被癌症或者其他疾病夺去了生命，这种结果似乎让人质疑我们一直在宣传的健康保健知识了。

事实上，不是健康保健知识的问题，而是这些人在遵循这些知识的同时，也在给自己的身体加上"紧箍咒"。我相信，她们每天用天平称量食盐、味精的时候，她们将自己的碗筷严格消毒时，"我绝对不能生病""我要长寿""我要年轻美貌"等美好的理想，正在拧成制约他们心情的一个结，而实现这些理想的过程也变成了一个并不轻松的过程，无法举重若轻，即便这个理想是合乎健康规律的，但实施它时过分经意，就对身体潜能构成了束缚。

为什么民间有"不干不净，吃了没病"的说法？而且在很多边远地区的人身上应验了？不仅是适度的外界异物可以激发人免疫系统的功能，更重要的是，这种大大咧咧的人，心思往往不会太细致，不会有更多的心结，这就使她们的身体有了发挥潜能、战胜疾病、躲过病害的机会。

坏心情影响容颜

世上有 3 种人是不容易生病、不容易衰老的。一种是前面讲的精神分裂者，一种是痴呆者，比如老年痴呆。只要这种病人被照顾得不出现外伤之类的意外，他们可以活得长过照顾他们的老伴儿甚至儿女，看上去也是细皮嫩肉的。还有一种就是高僧、修行者。我们常叫他们"苦行僧"，因为他们的饮食起居都非常清贫，非常人可比，甚至有人曾经给这些僧人做过体检，那些关系到我们健康的指标，他们都不合格，但他们却活过了天年，历史上记载的长寿者很多都是高僧……

研究者提出，人体的潜能要在摆脱了大脑皮质对下层中枢的控制之后才能发挥作用。大脑皮层就是我们心思、情绪、杂念、欲望产生的地方，它是人体的"最高领导"，与生俱来地对下面的各级中枢，包括消化、呼吸、循环、神经、内分泌等所有功能系统都有调节、约束作用。

上面说的 3 种人，或者因为客观的疾病或者因为主观的修行，解开了能够左右身体的心结，摆脱了大脑皮质这个"最高领导"的指挥，只不过前两者是因为疾病而"没心没肺"，后者是因为修行而无欲无求。但不管哪种，都给了身体发挥潜能的机会，所以他们有了比常人更多的康复机会和年轻的可能。

这个原理同样可以适用于女性的容颜上。

我见过一个突然失去儿子的母亲，才 40 岁出头，儿子因为车祸在瞬间离她而去。她把自己关在家里一整天，第二天开门迎接慰问她的人时，所有人都惊呆了：她居然在一天之间头发全白了！人老了 10 岁！

我还见过最终找到了爱情的女人。她之前因为失恋一直郁郁寡欢，刚过 30 岁却已经跟个早衰的"黄脸婆"一样，像一枚果子，还没真正"灌浆"、成熟就被压成了没有水分的果脯。后来，她认识了一个中意的人，对方也很在意她，他们很快结婚了。蜜月回来时我再见她，才真正体会到"滋润"二字是什么意思，她的健康和美丽，是从脸上的每个毛孔里透出来的。

因此，女人美丽需要掌握正确的保养知识，还需要淡定平和的心态，非此，任何美丽的理想、健康的理念，如果有糟糕的心态、心情为伴，都可能变成一个禁锢你身体潜能的"紧箍咒"，有了这个"紧箍咒"，你孜孜以求的美貌也同样成了难事。

这一点，有实验为证。对一组"入静"的受试者做实验发现，她们在"入静"的锻炼过程中，随着锻炼时间的延长，"入静"的次数的增加，皮肤的电活动逐渐趋于稳定。"入静"，就是通过意念的调整使心中平静、意识成空的过程。这时候，人是什么都不想的。而皮肤电活动稳定就意味着皮肤的血管收缩是正常的，不因情绪的变化而承受刺激，这是影响皮肤质量的重要一环，也是淡定、平和的心境是容颜保证的证据之一。

> 中医认为，人的"七情"，喜、怒、忧、思、悲、恐、惊是可以对身体造成伤害的精神因素，这些异常情绪一旦发生，身体都会产生一种应激反应。

所谓应激反应，就是身体在遇到巨大的创伤或者巨大的情感变化时，为了维持生命，保证内环境的相对稳定，而出现的一系列复杂的防御、适应性反应，以应对突然到来的打击。具体地说，就是引起糖皮质激素分泌的增加，使蛋白质的分解亢进，以增加"糖原异生"。

"糖原异生"就是身体为了应对特殊情况，将一些非糖物质转化为能最快供能的糖，以保证应激状态下身体的能量供应，这时候，蛋白质是首当其冲地被调动出来做贡献的，身体将自身的蛋白质转化为糖。但是你要知道，蛋白质就是人体的支架，我们身体的器官、组织，包括皮肤的形态保持，就靠蛋白质，这种应激反应动用的物质就是维持我们形态，甚至是体面的"支架"！

我们经常看到很多人遇到精神打击之后变样了，那种状态不是减肥或者锻炼之后的消瘦、紧致，而是要用"憔悴""脱形""脱相"来形容的一种病态、病容，就是因为他们在灾难的打击下，在异常情绪的刺激下，维持身体形态的蛋白质被动用了，而这就是坏心情影响容颜的最好证据。

当欲望超过实力，你就会上火

很多人心情不好，不是因为无路可走，而是因为有太多的选择、太多的诱惑，想得到但是无法得到。这是现代人的通病，在女人更常见，因为她们比男人更加感性，更加容易受外界的影响，而这就成了她们坏情绪的根源。就像我们去商店买东西，面对琳琅满目的商品，经常会说自己"挑花眼了"，在挑选的过程中，你其实未必开心，甚至会觉得很累，而且累到最后买回来的那个，还不一定就是满意的那个，很多人甚至会后悔，所以心理学上说，选择越多越痛苦。

比如，你想找工作，最初找不到合适的，但有可能会一夜之间突然有3个单位都想要你，你就开始头痛了、痛苦了。一个是薪金高，一个是离家近，一个是同事都是熟人。到底选哪个？左思右想之后你没准儿就会说："还不如就给我一个机会呢！就没现在这么烦。"

很多有钱人去登"珠峰"，去"无人区"探险，在艰苦的行程中却心情大好，因为在那里，自己被逼到一个别无选择的境地，没有"到底投资，还是撤资""要不要接下一个项目"的纠结，选择只有一个，就是怎么从危险地带走出去，活下去。所以，在那种困境中，即便条件艰苦，心也是安静的，那种平时不能耐受的疲劳反倒成了一种彻底的放松。

当然，还有一种人，即便有很多选择也能很淡定，不让自己的情绪为外界左右。我认识一位编辑，很有才华，收入不菲，但是她是个彻底的环保主义者，而且很坚定。身边的人都买车了，而且还在想着什么时候换辆更新的车，只有她，永远是一身纯棉的衣服，出去办事永远是骑自行车，太远的话就坐公交车。她的这个习惯从来没有因为身边其他人的变化或者怂恿而改变过，她的需求相对很低，因为她没必要为买车攒钱，也就没必要让自己忙着去挣钱，所以她活得很自在，有闲云野鹤的感觉。

只要你能控制自己的欲望，不使欲望因为机会的出现而变化、升高，就少了很多烦心事。

我曾经提到一个概念："欲望－实力＝上火"，这是中国中医科学院陈小野教授提出来的。就是说，如果你的欲望很多、选择很多，多到超过了你的实力，你就会着急上火，就要体会所愿不遂的痛苦。

> 其实，折磨你的，让你不痛快的不是你的能力，而是你不切实际的欲望和选择。所以，保持一个良好的心态，首先要有自知之明，不要给自己设定实现不了的目标，即便别人都那样设定了，你也别跟风，因为你不是别人，你们的能力和境遇不同，你跟风就是折磨自己。

死要面子活受罪

女人心烦的第二个问题是太在意自己，她们需要借用王朔的语式

劝诫自己："千万别把我当人。"

所谓把自己当人，或者说太当回事了，就是在放大或者强调你的"自我"。但是，人的痛苦、烦恼都是来自"自我"，通俗地说，是"死要面子活受罪"，"自我"变大了，自在就少了。

那些自我意识特强的人，特别是女人，是很容易被伤害的，你去听她们的委屈和抱怨，经常是"他为什么和我较劲""他怎么总是误会我"，都离不开一个"我"字。也就是说，抱怨、不痛快都是因为"自我"的存在而存在的。

> 一个人如果忘我了，就不会觉得不愉快，不会觉得被辜负，因为装这些欲求的"容器"——"自我"没了，其他的烦恼也就没了立锥之地。

"自我"就像一个容器，里面装着工资、地位、虚荣等东西。

很多有钱人虽然家财万贯但并不觉得幸福，心理医生就建议他们去做慈善。在做慈善的过程中，首先，他们见识了远比他们不幸的人，就像现在很多干部培训，要去3个地方，一个是医院，一个是监狱，一个是殡仪馆。去医院看到那些躺在床上的病人，会庆幸自己还健康着；去监狱看到被管制的犯人，会珍惜自己的自由，不做犯法的事；去殡仪馆看到去世的人，会为自己还活着高兴。这些不幸的人就是生活的"对照组"，提醒你要知足，要控制自己的欲望，不要把"自我"放得太大。

其次，在做慈善的过程中，在帮助不幸的人的过程中，你会被人感谢、被人敬慕，这会让你变得更投入，情感因此寄托于此，至少在这个过程中，忘掉了自己的不愉快。因为在帮助他人的过程中，你忘我了。所以社会学上有句话叫"赠人玫瑰，手留余香"，就是在你帮助别人的时候，帮人家张罗的时候，那个总是提示你不愉快的"自我"消失了，那些"寄生"在这个"自我"中的不舒服、不愉快也随之消失了……所以，慈善的爱既是利他的，更是利己的。

你可以不去做慈善，但也可以对自己"慈善"一点，具体说就是别太娇惯"自我"。可能确实有和你较劲的人，有特别挑剔的上司，特别是女人，这种人你改变不了，你也不可能一遇到这种人就换环境、换工作，最好的办法，也是唯一的办法，就是从"自我"做起，不要过分强调自我。特别是一贯顺利的，被人捧惯了的女孩子，最经不起非议和误会了，很多人因此生病，就是老话说的"从气上得的"。就是因为她们觉得自己受到了伤害，咽不下这口气，这种状态很快就会从心理发展到身体。你想想，一个一天到晚不开心、愁眉苦脸的人，怎么可能有健康的气色、年轻的皮肤？

可是话又说回来了，为什么你就咽不下这口气？你又不是皇帝的女儿，你没理由要求身边的人都以你最喜欢的方式对待你！你的那个不能碰的"自我"完全是自己虚拟出来的，有的是比你水平高、能力强，境遇倒不如你的人呢。

著名作家史铁生写过一段话："刚坐上轮椅时，我老想，不能直立行走岂非把人的特点丢了？便觉天昏地暗。等到又生出褥疮，一连数日只能歪七扭八地躺着，才看见端坐的日子其实多么晴朗……终于醒悟：其实每时每刻我们都是幸运的，因为任何灾难的前面都可能再加一个'更'字。"

是的，其实每个灾难、每次不顺利的前面，原本还有个"更"字呢！原本你该遇到的是个更加不通情达理的上司、同事，原本你供职的机构比现在还要差……想想这些，你就能心怀侥幸，知道感恩、知足了。所以，你要想幸福，想不烦心，就先要放下身段，缩小甚至打碎"自我"，打碎"自我"就是打碎一个盛了烦恼、伤痛的"容器"。

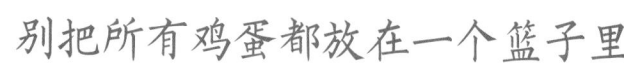

别把所有鸡蛋都放在一个篮子里

女人的另一个问题是很容易成为情绪的奴隶，从心理学上说，这种人是把情绪寄托在一件事情上或者一个人身上。对女人来说最常见的就是感情问题，就是做爱情的奴隶。

> 有个投资经验是"别把所有鸡蛋都放在一个篮子里"，就是说别把你的所有挣钱的希望和本钱孤注一掷，要分开来处理。情绪也一样，要有爱情，还要有爱情之外你自己的事，这样的女人才不是傻女人。

这样说不是要求女人理智地面对爱情，因为即便这么要求，大多数女人也做不到，爱情真的来了，自己爱的人就在面前了，再冷静的女人也只剩下感性了。

我要说的是，女人一定要有自己的事业，可以是很成功的事业，也可以是很普通的职业，甚至没有特别体面的职业，但你得有你的爱好、朋友，这样才能避免你将自己的感情孤注一掷。这不是说不能感情专注，而是说你爱的时候，寄托感情的时候要能够保持自立、独立，有其他的寄托，有可以分神的地方，才能使对方轻松，也使你不成为"感情的奴隶"。这一点很多女孩子做不到，所以不仅她爱的人感到累，她自己也是感情一受伤就很深。

萨特说过一句话，我觉得很有借鉴意义："我爱你，与你无关。"意思是"我爱你，与你爱不爱我无关"。为什么这么说？是因为爱一个人的时候要有爱的能力，能欣赏对方，但不依附于对方，具体说就是：能跟你在一起的时候我会很高兴；如果你不爱我了，我也不会寻死觅活，我还会尊重你，以爱的眼光注视你。

我有一个闺密，对过去的一个同学"单相思"，但是她始终没对对方表达过什么，只在有一年他生日的时候，没署名地寄去一本茨威格的《一个陌生女人的来信》。那本书就是写一个女孩子，从小到大都暗恋住在自己隔壁的男人，后来她成为风尘女子并和那个男人有了一个孩子。直到她生了重病，临终前才写了一封信，把自己的感情告诉对方……她知道自己不可能和他有姻缘，但是这都不妨碍她爱他，因为那是她自己的事，与对方爱不爱自己无关。

能做到这样的人不多，一般都是很大气的、能成大事的女人，她们没为自己的感情而失去自我。不是爱掌握着我，而是我掌握着爱，反之就成了奴隶，可以是你爱的那个男人的奴隶，也可以是你孩子的奴隶。

我有个同事，全部感情寄托在儿子身上，十分爱儿子。她虽然是大学毕业，但因为儿子几乎变成了家庭妇女。儿子被惯得厉害，后来上了大学，反倒最看不起爱他最深的妈妈，他觉得妈妈没出息，就会张罗家里的事，和社会脱轨了，没法交流……

有一句名言，"如果你不掌握命运，命运就会被别人掌握"，放在这里也很适用，"如果你不掌握感情，感情就会被别人掌握"。再通俗一点说，谈恋爱有个经验之谈，叫"你追求，你失去；你放弃，你拥有"。这句话很适合沉溺于爱情，而且经常觉得对方辜负自己，并为此纠结的女人。这也是一种爱情策略：你总是上赶着追，对方反倒不在意你、不珍惜你，甚至会轻慢你；相反地，你哪天绷住了，几天不理他，不主动给他打电话，他约会的时候你也拒绝一下，很快他就反过来了，开始在意你，甚至珍惜你……这个办法看起来像是爱情策略，事实上也是心理治疗，因为在你放弃他的时候，你这个"感情奴隶"已经开始翻身了。

"大雁如果想不被暗箭射中，唯一的办法就是飞得更高"

我有一个朋友就是这样的。她在电视台工作，很辛苦地做了一个栏目，为这个节目她倾注了大量的心血，做得很出色，但是做到第六年的时候，这个节目被领导无端地拿走了，交给了另一个人负责。她特别难受，感觉像是自己的孩子被抱走了，情绪很低落。

其实，这样的事情在现实中比比皆是，任何一个单位都没有绝对的公平可言。明白了这一点，只要遇到了就要尽量适应，但是拿什么适应？首先要有"拿得起，放得下"的心理，其次要有自救本事。我的这个朋友把这个节目当作自己的孩子了，虽然以她的能力能"拿得起"，但感情太专注了，所以放下就难了，这是

> 一位著名心理学者讲过一个故事。上帝对 3 个年轻人说："你们每人到树林里采一朵花，但得是最美丽的花朵。"他们 3 个人选了自认为是最美丽的花朵拿来了，但是拿到上帝跟前之后，花枯萎了。上帝告诉他们："生活就是这样，要随走随欣赏，你不要占有它，你曾经欣赏过它就可以了，而不是要拥有它，死攥着。"

她遇到的第一个问题。

事实上，没有什么东西能被当成你自己的孩子，即使是自己的孩子，你对他的爱也是为了让他将来能离开自己，培养孩子不是为了养儿防老，拴到家里干活、陪你。你看看，真正有出息的孩子可能是离你最远的孩子，他出国、留学或者在哪个单位担任重任，根本没时间在你身边。

这个节目也一样，做出来是为了给观众看的，而不是为了证明你干过这件事，而且干得很好，要等待喝彩，这心态不对。如果你一直在成长，一直有新东西，即使领导不拿走你这个节目，你也可能主动张罗着去找新事情做了，那个你曾经视为孩子的栏目已经拴不住你了。

一个成熟的人就像一棵大树，有非常茂盛的枝叶，砍掉一根树枝也能活。所以，在金融危机的时候，"复合型人才"最走俏。比如医生，今天可能写书做科普，没机会做科普了人家可以看病、做手术，不做手术了还有课题研究，之后还可以讲课呢，什么都不让她干的话，她依然可以开一家诊所，因为她是一个"复合型人才"。

如果你干了这么多年，别人一把将你做的事情拿走，你就不能活命了，说明你这个人还不够成熟，之前你的成功只是偶然、侥幸。明白了这一点，你在不痛快的时候就不会把全部责任推给拿走你栏目的人，而是意识到，还是自己不够强大，唯一的办法是提高自己、长更大的本事。

有句话说得很对，"大雁如果想不被暗箭射中，唯一的办法就是飞得更高"。想通了这一点，你就不会把职业中的不痛快归结到单纯的人际关系上，反而觉得急需提高自己，而且时间紧迫，你甚至觉得花在烦心事上的时间都是浪费，这样一来，你就能心情疏朗地、很快地投入一件新的事情了。

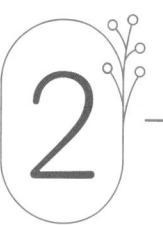

2

"毁容伤身"的
虚、郁、瘀、寒

女人都想容颜如花，是花首先就需要有根基，这个根基就是身体的健康，具体说就是气血的充盛。说到气，首先是气不能虚，也不能郁；说到血，则是血不能瘀，也不能寒。虚、郁、瘀、寒，凡此四种失常，就是影响女人身体乃至容颜的关键。因此，女人的健康美丽需要以补气、解郁、化瘀、祛寒为前提。

你不是老了，你是虚了

《黄帝内经》中记载："寒湿之中人也，皮肤不收。"

《黄帝内经》中记载："血脱者，色白，夭然不泽。"

金元时期著名医家刘完素认为："血实气虚则肥，气实血虚则瘦。"

女人变老，一般先从面部皮肤的不紧致开始，这是我在看某位女演员出席颁奖礼时感受到的。

娱乐圈的明星有的会去打肉毒素来"稳固"青春。的确，肉毒素是个好东西，这是正规整形医生给出的评价，它是通过麻痹局部的神经，使之不再去指使肌肉"绽放"出能暴露年龄的皱纹。如果医生是个高手，选点准确，确实可以造就出一张没有皱纹的、平滑的脸，而且这种效果可以持续半年。但这种方法对容易使女人显老的浮肿却不起作用，因为后者的起因不是皮肤本身，而是代谢出了问题。

她们不再像年轻时那么火力壮、阳气旺、"激情燃烧"，那些因此代谢不出去的废物，留在脸上就是浮肿，留在身上就是肥胖、臃肿。这种代谢废物在中医里经常属于寒湿，它们是导致臃肿的罪魁，所谓"寒湿之中人，皮肤不收"，就是皮肤不紧致了。

> 女人无论是想面容紧致，还是想身材苗条，绝对不是靠化妆品能抹出来的，也不是靠吃泻药能减下去的。恰恰相反，要补！要把衰弱的代谢能力补上去！具体到中医就是补气、补阳。

其实，这个观点从《黄帝内经》开始就已经提出，到明代的名医张景岳更是直截了当："肥人多气虚。"具体到西医，就是将有低下趋势的甲状腺功能，提高到年轻时的水平，由此才能保证营养物质的充分吸收和利用，以及代谢废物的及时清除。遗憾的是，更多的女人总是将苗条的希望寄托在泻药上，殊不知，那种痛快淋漓的感觉，无益于虚胖人特有的"注水肉"，后者只能靠能量代谢的增加消耗出去。

气虚是女人最常见的问题之一，很多女人先天就是这个体质，所谓"弱女子"，弱就弱在功能低下、体力不支。这种情形表现在身体上就是最常见的"手无缚鸡之力""弱不禁风"，如此"可人"之相如果延续下去，到了一定年龄，容貌就会出问题。

中医里有气、血、阴、阳之分，其中的"气"，就是功能，"阳"则包括能量，"气虚"和"阳虚"经常"狼狈为奸"，从功能低下逐渐发展到能量不足。它们能给美容带来的直接影响就是：皮肤不紧致，身材不苗条，面色不光润……这些看似随年龄增长而出现的问题，未必都是正常的岁月痕迹，很多人在三十几岁就出现了，那不是幸福满足带出的富态，而是因"气虚""阳虚"提前而导致的衰老。

名医刘完素提到治疗妇科疾病，解决妇科问题时给出了几个总纲："妇人童幼天癸未行之际，皆属少阴；天癸既行，皆属厥阴论之；天癸已绝，乃属太阴经也。"意思是，女性绝经期出现的问题，要责之脾，往往是脾气虚导致。

"天癸"就是女人的月经，之所以绝，无非是人老了，脾气虚到了无法提供化生气血的物质，这个"绝"也是人体的一种自我保护机制。

人体是很有"自知之明"的，它知道随着衰老的到来，再没了年轻时的生存能力，能生血的脾气也今非昔比。因此，身体里的精华要节省着使用，所以女人在绝经之前，月经的量和带经天数都是逐渐减少的，那就是身体在保存有生力量，减少消耗的意思。

把这个理论反过来一想，就能给惧怕早衰到来，想永葆青春的女人一个提示：既然脾虚和女人的衰老脱不开干系，那么，补足脾气显然是保证气血供应、容颜不老的关键了！逐渐松弛的皮肤，不再紧致的脸庞，慢慢发胖的身体其实都是虚在作怪，它们赶在女人真正衰老之前开始动手了。

和浮肿、肥胖看似方向迥异的皱纹和消瘦，其实也是因虚而致，只是后者不是"气虚""阳虚"，是"血虚""阴虚"。

与"阳"和"气"是指能量和功能不同，中医讲的"阴精""阴血"，指的是构成身体的物质基础，有形物质，透支性的消耗直接导致它们的缺失，脸上的皱纹和身体的消瘦归根结底都是少了脂肪和蛋白质，而这些，是保住"女人味"的基础物质。《黄帝内经》中所谓"夭然不泽"就是对骨感女人气色的形容，肯定是毫无光泽的。

一个健康的、美丽的女人不能太瘦，太瘦就要进补，要补血、补阴，非六味地黄丸、人参归脾丸等经典莫属，因为这些有着百年历史的药物是滋阴补血之品，至于增肥、美白等驻颜功效，不过是其"本职工作"的意外收获，它们能够填充皱纹和有效增肥，是阴血亏空在容貌和身体上的证据。

"十女九瘀"：你不需要化妆，你需要化瘀

我出去讲课的时候，总有女孩子拉着我问："消除黑眼圈有什么好办法？"她们会告诉我，为了祛除黑眼圈，她们用了很多高档的化妆品，也做过"光子嫩肤"，但是始终于事无补。每当此时，我都会下意识地打量一下对方，因为在我大学毕业做妇科实习生的时候，我的老师让我注意观察那些经常做流产的女孩子，她们的眼圈经常是黑的。以老师的经验，女人眼周的色素沉着，很多时候是子宫里有瘀血的指征。这个现象在那些没做过流产手术的人身上也得到了验证：在月经期间，她们的眼周也会比平时发黑，因为子宫内膜的脱落也是一种损伤。

所以，我只能告诉这些用遍粉底也遮掩不住"熊猫眼"的女人们，不能靠化妆，而是去化瘀，要从身体入手，只有子宫或者说盆腔的瘀

血消失之后，黑眼圈才会逐渐消失。

和黑眼圈的病理同出一辙的是更加常见的痛经，乃至逐渐发展成的不孕，还有严重影响生活质量的神经性头痛，这些都是女人的常见病，都是由于女人容易出现瘀血所致。女人有瘀血或者因为虚，或者因为寒。

也因为血的静态，所以还有"遇寒则凝"的特性，寒可以减慢血液的流速，逐渐成瘀。虚和寒是女人生活中很难避免的问题，所以才有"十女九瘀"的说法，可见血瘀问题在女性中的高发。

> 虚与寒是造成瘀血的主要原因，因为"气为血之帅"，血是相对静态的，需要气去推动，气虚了，血液运行无力就要瘀滞。

也因此，女人总比男人有更多疼痛问题，如南宋名医陈自明所言："瘀血留滞作痛，惟妇人有之。"比如痛经，比如神经性头痛。要注意，"痛"字下面是个"甬道"的"甬"，这就意味着，只要"甬道"不通了，疼痛就要发生，这在中医里就是"不通则痛"。这个"甬道"可以是血脉，可以是经络，可以是所有只有保持通畅功能才会正常的结构，即便你未必能肉眼得见，中医讲究都要"以通为顺"。

所以，治疗女人常见的疼痛乃至病症，要疏通。疏通就是化瘀，这就离不开调经，因为月经是女人清除瘀血的唯一途径。保持月经的正常，也是治疗女人各种疾病的前提，包括美容驻颜，也要从调经开始，调经也是化瘀。

我有一个朋友，45岁，有一次检查后怀疑有子宫肿瘤的征象，医生就和她商量，是切除了呢还是继续观察？一开始她不接受切除，觉得切了子宫自己还是女人吗。医生就给她讲，子宫只是个孕育胎儿的容器，决定你是不是女人，有没有"女人味儿"的不是子宫，而是卵巢，卵巢才有分泌各种雌性激素的能力。她听了之后想，既然子宫没有分泌激素的功能，显然重要性就不那么大，而且自己的孩子也大了，更不可能再生育，45岁以后就是女人的"多事之秋"，各种妇科癌症就开始找上门了，即便现在瘤子是良性还是恶性还没确定，也索性切了子宫算了，以后就彻底少了麻烦。

手术很顺利地做了，手术中发现那个肿瘤是良性的，但医生还是依照术前和她商量的结果，把子宫这个已经完成了历史使命、可能产生后患的器官切了。结果，术后没多久，她突然浑身长了瘤子似的东西，就在皮肤下面，疙疙瘩瘩的，如毁容一般难看。虽然做了检查确定不是恶性的，但西医也找不出原因，觉得可能是手术之后的功能失调，就让她去找中医调理。

到了中医那儿一辨证，发现这种疙瘩属于典型的"痰凝血瘀"。这是中医的名词，通俗地说就是代谢紊乱，代谢物没有及时排出去导致的，治疗这种问题，中医是要"消痰化瘀"的，而将月经调理通顺就是化瘀的重要甚至唯一的通路。

很遗憾，她的子宫全切了，瘀血没有可以排出的通路了，再高明的医生也无法将这些瘀血造成的瘤子、疙瘩消除……这时候她才意识到，自己为清除后患而积极切掉了子宫，等于切掉了身体的一条化瘀通路，治疗少了下手之地。

由此可见，保持女性月经通畅、规律的重要性，绝对不仅仅保证了生育能力，这也是女性身体的各项功能发挥正常的前提或者基础，其中就包括大家关心的肤质及其他容颜问题。

你不能只淡斑，你还要更淡定

《陈素庵妇科补解》中记载："妇人多气，因其深居闺帷，每每情志郁结。"

《女科经纶》中记载："凡妇人之病，多是气血郁结，故治以开郁理气为主，郁开气行，而月候自调，诸病自瘳。"

清朝费伯雄所著《孟河费伯雄先生医案》中记载："女子以肝为先天。"

我有个同事，三十多岁，没结婚，是个孝顺女。去年她父亲得了癌症，她一直在病床前伺候，直到父亲离世。陪着父亲走过人生中最痛苦的时刻，是这个女人迄今为止经历过的最沉重的事。那之后我见到她时，发现她变样了，虽然人没瘦，但脸上长了很多黄褐斑，她找到我就是想祛斑。因为在老人眼里，这种斑只在怀孕时才长，她还"待字闺中"呢，为什么会长斑？我告诉她就是因为郁，父亲去世让她悲伤、压抑，肝气因此郁结了，脸上的黄褐斑也是她伤心的证据、孝顺的代价，不是能用化妆品粉饰掉的，必须疏肝解郁。

黄褐斑曾经被认为是"妊娠斑"，因为在过去对女人来说，身体激素波动最大的莫过于怀孕时，那时最容易长斑。现在不同了，即便是"剩女"，即便独身到底，她们接受的外界刺激也今非昔比，每个都足以调遣体内的激素，产生过往孕妇才有的激素峰谷差距，这种跌宕让女人长斑是自然不过的事。不独此，梅核气、乳腺增生、子宫肌瘤，这一系列问题都是同一棵树上的果子，很多人是这一系列疾病的共同罹患者，哪个病都没躲过去。无他，都是因为肝郁了，而这还不是最严重的，最严重的是癌症，得癌症的女人，特别是乳腺癌，很少没有"肝气郁"的历史。

我认识一个乳腺癌的专家，每次他看病的时候，问病人的第一句话都是先问："你离婚了吗？"因为在他看过的病人中，婚姻不幸、爱情失意是这种病的重要诱因，用中医辨证的话，她们很长时间都处在"肝气郁结"之中。

清代名医虞抟的《医学正传》中对乳腺癌已经有了"乳岩"的记载："多生于忧郁积愤中年妇女"。按照肿瘤医生的经验，乳腺癌接受治疗之后，如果病人仍旧处于"肝气郁"的状态中，她的癌症复发转移的机会就大，因为肝郁者的雌激素分泌会异常增加，这恰恰是乳腺癌的大忌……由此也能看出一个联系，只要心里不静，杂念纷繁，就可以掀起体内激素的轩然大波，在这个背景下，黄褐斑还算是小问题。所以古人才有此经验："凡妇人之病，多是气血郁结，故治以开郁理气为主，郁开气行，而月候自调，诸病自瘥。"

> 绝对不能小看被中医频繁提到的"肝气郁"，虽然它和身体的其他硬性指标比起来偏软，却是诸多疾病的起因，所谓"百病皆生于气"就是这个原理，特别是女人。

有句话说，"男人懂得人生的哲学，而女人懂得人生"。懂哲学的男人往往是超脱的、务虚的，纸上谈兵，他们不真正过日子；懂人生的女人是入世的、务实的，她们打点每天的柴米油盐、人情世故，琐碎而多事，这就使她们比男人敏感、多虑，这些心理、情绪上的变动，也多了生在气上的疾病。

《名医类案》对因为情绪不畅引发的疾病做过统计，发现其中情志引起的疾病中，女人是男人的2.3倍，而且就情绪的分类来讲，男性多是伤于劳心和苦思，就是动脑子，冥思苦想；女人多伤于悲伤和忧虑，属于纯粹的情绪问题。后两者都是由中医所说的"肝"所主，纠缠久了就是"肝气郁"，所以中医治疗女性疾病有"中年责之肝"的理论。所谓中年，是青年之后、更年期之前的一段精彩而且重要的人生，要处理的事情更繁杂，压力更大，所以更有机会肝郁。

我们经常见到智力有问题的人，虽然不明人事，但身体很好，"白胖白胖"是常态。胖是因为心宽，白是因为肝气不郁，他们已经没有和现实较劲的能力和心思，也因此得以饶过自己。就凭这一点，他们的身体和皮肤都是心事重重者所不及的。

所以，淡斑很重要，但淡定更重要，只有心情舒缓，性情平静，才能畅快无郁。所有淡斑的药物，无非是通过抑制黑色素形成，或者通过换肤祛除已经形成的黑色素，但只要肝郁这个根本问题没去掉，女人一如既往地保持着忧伤、多虑，还是会"后继有斑"的。

你不是缺保养，你是缺保温

东汉名医张仲景所著的《金匮要略》中记载："妇人之病，因虚，积冷，结气。久则羸瘦，脉虚多寒。"

女人去看中医，总会被告知要保温防寒，特别是时髦女孩子，她们的"露脐装""露背装"是很令老中医恼火的，医生对此的反感程度不亚于认真地给你开好了药，你却根本没按时吃。

但是，这种观念很难被爱美的女孩子接受，

> 寒是女人诸多疾病的诱因和症结，特别是腰以下部位，一旦受凉，后患无穷。

她们可以举出相反的例子："日本、韩国都比我们这里冷，那里的女孩子却穿得比我们还单薄呀？"这是典型的东施效颦！

先说日本。日本的富士山是活火山，日本的地气因此很热，所以日本人喜欢吃生鱼，就是以其寒凉之性覆盖脚下的蒸蒸热气。但在中国，我们延续至今，普及最广泛的是火锅，在南方叫"边炉"，这种红火、温热的进餐方式之所以得以传承，无非是因为国人的体质之需，我们没有热的地气可以指望，也没有温热的体质可以御寒，所以才用火锅的温热作为补救之一。

再说韩国。传统的韩屋是地热取暖，看韩剧能知道，他们回家后席地而坐，直接感受热气，这一点就足以把刚进入体内的寒气驱散，也非中国女孩子可比。更重要的是，这些"耍单儿"的异国时髦女，是会自己偷偷地保养的。我的同学在日本开针灸诊所，她很早就发现，那些看似美丽抗寒的日本女孩子，都会在肚子上贴个小膏药，暗自温暖自己，这个方法在中国是最近才有的，虽然"敷脐"疗法是国粹，但中国女孩子一直很实在地"美丽冻人"着。

因此，出现在女人身体、皮肤上的问题大多和受寒脱不了干系，只是这一点不为人知。相比来说，她们更熟悉也更能理解的是"排毒""去火"，也容易将诸多问题归结为"火大""毒没排出去"，比如习惯性便秘、复发性口腔溃疡。事实上，真由实火导致的问题会有明显的诱因，而且一般都在近期，比如一顿畅

中医讲"久病必虚，久病无实"，意思是，只要是慢性的、反复发作的，都不是上火所致，缠绵的病情拖成久病时，火力已耗竭殆尽，人已经很虚，此时如果再一味"去火""排毒"，只能再次克伐身体的阳气，使虚寒加剧……

快淋漓的"麻辣香锅""水煮鱼"之后迅即出现的口疮、便秘才是实热所致。但凡"习惯的""复发的"都属于慢性过程,中医讲"久病必虚,久病无实",意思是,只要是慢性的、反复发作的,都不是上火所致,缠绵的病情拖成久病时,火力已耗竭殆尽,人已经很虚,此时如果再一味"去火""排毒",只能再次克伐身体的阳气,使虚寒加剧……很多女人由此进入恶性循环,因受寒而起,又以虚寒告终,而这是女人身体和容貌受损的常事。

在这个大环境中,无论你再怎么吃补血的阿胶、当归,也不可能有如花美貌,这些补养上品会积滞在体内,无法到达用武之地。因此,对女人来说,保温就是一种最重要的保养,而且是诸多保养办法起效的先决条件。

> 因为女人是靠血养的,只有血行顺畅、充盈,无论身体还是容颜才会有营养来源,而血有"得热则行,遇寒则凝"的特性,忽略了受寒这个因素,就等于人为地阻碍了气血的运行。

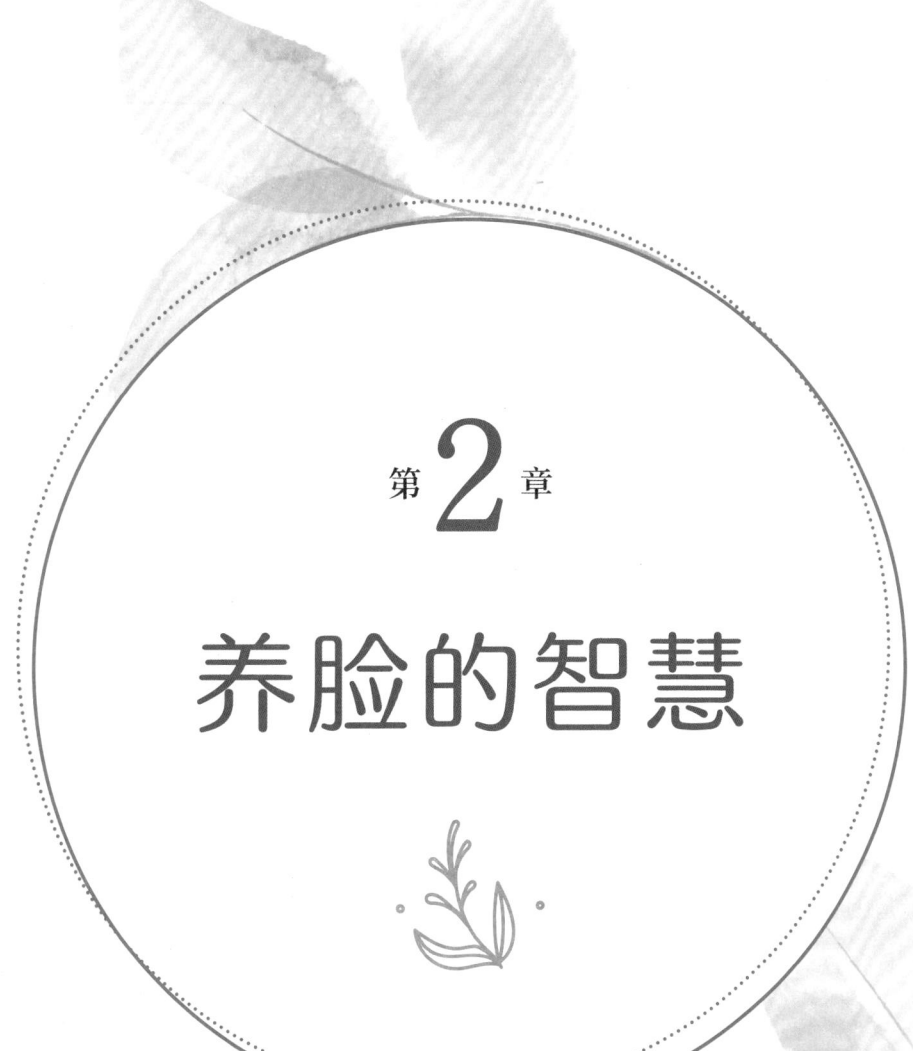

第2章

养脸的智慧

1 — 美白

皮肤可以被晒黑，
也可以被吃黑

皮肤白皙是中国人审美的关键标准，所谓"一白遮千丑"，白是美的前提。为此，古代医籍里对具有美白作用的药物做了记载。但是，诸如"令人白"这样的评价一般都会与"令人肥健"联系在一起，具备这种功能的有山药、黄精、茯苓、天冬、麦冬……之所以有此联系，是因为古人已经认识到，面色的白皙是要以身体的气血不亏空为前提的，具备这样功能的药物一般都是可以补肾、补肝血的。

可惜的是，现代人功利心太强，总想通过抹在脸上的化妆品迅速吸收，来达到美白的目的，而这，几乎是梦想。

能迅速美白的药物一般都是毒药

现在的医院，不是没有美白的外用药物，只是这种药物有毒。这种药物叫"氢醌"，在医院的皮肤科有时也会用到，一般只是为解燃眉之急，配合内服的药物发挥作用，所以是处方药。也就是说，它的使用范围、使用浓度是需要医生把握的，如果用得不当，比如浓度过高或时间过长，美白效果一扩大，脸上会因此产生白斑，而这种白斑是很难逆转的，会长久遗留在脸上，变美容为毁容。因此，在国家对化妆品进行检测发现的问题中，很多是因为偷偷地添加了"氢醌"，这绝对是一种饮鸩止渴的美白方式。

"氢醌"之所以能美白，是因为它作用在皮肤细胞里的酪氨酸酶。酪氨酸经过酪氨酸酶的激活作用，能一步一步氧化最后变成皮肤上的黑色素。用了"氢醌"，等于抑制了这个反应中的酶的活性，使酪氨酸不能变成黑色素，黑色素逐渐地就会淡掉了，皮肤也就白了。因为这个美白效果是借助"氢醌"终止皮肤色素的"变黑"反应的，所以，就算冒险用了，起效的时间也可能是3个月乃至半年。所以，即便是这种饮鸩止渴的冒险办法，也并非一劳永逸。

> 这个药停用以后，如果病因还没有去除的话，比如还是继续被晒，或者内分泌调节还是有问题，病人还处于肝郁、脾虚、肾虚等状态中，酪氨酸酶还会把酪氨酸继续转化为黑色素颗粒，慢慢地还会出黑斑。

有的人体质先天就是酪氨酸酶的活性偏高，别人的细胞能转化10个黑色素，她能转化20个，所以就比其他人容易长斑。这一部分内容，我们在"祛斑"那个章节中会详细讲到。至于外因的防护，自然就是防晒了。如果指望"氢醌"，就要控制好浓度。因为只要浓度没控制好，细胞生成黑色素的功能都会被"氢醌"抑制，这时候就不是黑斑的问题，而是要出现白斑了。

换肤也是一种美白办法

相比来说，果酸虽然不是根治色斑的办法，但比"氢醌"还是安全的，现在高级一点的化妆品中都有果酸。

皮肤细胞产生的黑色颗粒是人体自我的一道防线，主要防御的是紫外线的伤害。黑色颗粒进入皮肤的角质细胞之后，形成一个帽子一样的结构，保护性地在细胞里进行蓄积。随着皮肤角质的脱落，黑色素也就丢失了。如果角质层脱落减缓了，黑色颗粒就会一直堆积变多，黑斑就变得明显，皮肤就显得黑。之所以用果酸，就是为了实现浅层换肤的目的，使带有黑色素的角质层剥脱，人的黑斑随之减少，皮肤也就变白了，这种换肤是相对安全的一种美白。

> 之所以用果酸，就是为了实现浅层换肤的目的，使带有黑色素的角质层剥脱，人的黑斑随之减少，皮肤也就变白了，这种换肤是相对安全的一种美白。

虽然这种换肤能带来美白效果，但频率很重要。换肤一般分浅层换肤、中层换肤，还有深层换肤，换得越浅对皮肤的损伤越小，作用也最弱，使用的频率也可以增加一些。比如在医院，治疗色斑性的疾病或者粉刺痤疮，这样的换肤可以两周做一次；如果你只是在化妆品里面加一点点果酸，就可以天天使用这种产品了。

需要给大家提示的是，即便是比较深的换肤，疗效的显现也需要时间。因为含有黑色素的细胞重新产生，到它到达皮肤的最表层，再到脱落的时间，一般是28天。而我们所期待的美白效果的出现，其实就是要等这样的细胞脱落，这自然需要等一个月左右的时间，这是一个固定的细胞生长周期，不是能人为加快或提前的。

现在很时兴"草本美白"，就是用植物的叶子、果实美容、美白，这在实验室倒是被证明了一些。比如我们看化妆品的产品说明书上，会标一种叫"熊果苷"的物质，"熊果苷"在化学结构和性质上来讲和"氢醌"是很相似的，但是它是从杜鹃花的叶子中提取出来的，刺激性比较小，使用起来安全得多。还有甘草提取物、绿茶提取物、芦荟提取物、石榴皮提取物、桑树提取物等现在被用在化妆品中，也是这个原理。

但是，这并不意味着把这些植物叶子、药渣子混在一起往脸上一敷就能美白了，自己的土法上马未必有效。因为皮肤的功能首先是屏障，而不是吸收，皮肤只是有选择地吸收，所以敷面的东西要看它的化学性质是不是可以透过皮肤被吸收。

中药面膜也好，自己做的植物、水果捣碎了敷面的面膜也好，都有一个特点，就是成分特别复杂，可能包含了各种营养物质，大家购

> 即便是可以透过皮肤的物质，能否被有效吸收和浓度也有关系，浓度高的吸收得才充分。

买的时候也会选择营养物质丰富的。但是有一个问题，营养虽然丰富，但每种敷在脸上的成分，浓度却可能很低，每种都有，但每种浓度都不足。这就有可能无法渗透进去，自然达不到敷面时的预期效果。我们购买的专业护肤品之所以能吸收，是因为厂家把有用的东西提取出来，不仅改变了它的化学性状，还增加了它的浓度，才能吸收进去达到美白的效果。

能把你吃白、吃黑的食物

我上大学的时候，有个比我大的学姐，长得很漂亮，皮肤也很白，但就是有严重的黄褐斑，那时候她 30 岁。后来我发现，她每隔一段时间就去一次医院，连续去几次，回来之后人就显得精神了，仔细看才发现，脸上的黄褐斑也变淡了。追问之下才知道，她是去医院打点滴，直接静脉注入维生素 C 了！原来是维生素 C 帮她祛斑，从而变白了。

因为维生素 C 本身是一种很强的还原剂，而皮肤细胞里黑色素的形成是一个氧化反应，黑色素是细胞被氧化的产物，用了维生素 C，等于把黑色颗粒还原了，让它颜色变浅，起到美白作用，但不可以把维生素 C 当作美白用品来使用。它的美白过程比较缓慢，因为需要等待它完成这个还原反应，所以不可能今天吃了，明天就变白。

很多年轻时很瘦、皮肤很黑的女孩子，生了孩子之后变得丰满白皙了。之所以有如此效果，是因为怀孕和生育之后，除了激素水平的变化，女性有了一个特殊的机会调养和休息，饮食和睡眠都得到了保证，以前虚弱的气血正好抓住这个机会得以补充，逐渐显现出成熟的女人韵味。可见，要想美白，除了防晒之类的表面功夫之外，气血的充盈能保证皮肤的"基础色"，在这个基础上，多吃含有维生素 C 的水果、蔬菜也是个必需的"功课"。

想保持维生素 C 的作用，可以做成凉拌菜，也可以做水果沙拉，把含维生素 C 丰富的蔬菜或水果拌在一起，保证

在水果中，维生素 C 含量最高的是鲜枣、猕猴桃、橘子；蔬菜中是辣椒和绿叶蔬菜。食用这些食物最有效的方法是生吃，但不要榨汁，因为维生素 C 特别容易在加工、加热后失效。

每天吃一次，长此以往，就是较健康的维生素 C 补充办法，比等到因为维生素 C 缺乏引起色斑后去注射，要更加自然。

除了维生素 C，还有一种可以抑制黑色素形成的物质就是维生素 E。过去很长一段时间里，北京的时髦女人都喜欢去医院开"维生素 EC 复合剂"，这个药味道很好，酸酸甜甜的，清晨起来之后吃一袋，很容易被人们接受，还能保持皮肤的白皙。因为维生素 E 也具有抑制氧化的作用，可以和维生素 C 一起，减少黑色素这种氧化产物的生成。但维生素 E 美白效果比较微弱，并且需要长期坚持。

一般情况下，中国人的维生素 E 是不缺乏的，因为中国人吃植物油的量是全世界最高的，维生素 E 的摄取量比西方高很多。如果说要补充的话，一般每天补充 10 毫克就可以达到延缓衰老、淡化色斑、使皮肤白皙的目的。但是需要注意的是，一般不超过 100 毫克，否则不利于健康。一般市面上卖的维生素 EC 复合剂的含量是维生素 E100 毫克，维生素 C200 毫克，一天一袋的量就足够了。

事实上，坚果都是富含维生素 E 的，坚果含的是植物油脂、植物脂肪。人体是需要一定量的脂肪的，脂肪能帮助脂溶性维生素的吸收。但从美容护肤的角度看，动物脂肪如果吃得过多，会加重皮脂的溢出，使皮肤变得粗糙，加速皮肤老化，而植物脂肪却没有这个问题，它可以使皮肤柔嫩。所以，只要条件允许，最好养成每天吃坚果的习惯，方法也简单，每天早餐时，可以吃一把榛子、杏仁或者两个核桃。

我接触过很多营养学专家，他们的早餐都很丰富，一般是一杯牛奶、两片面包加一个鸡蛋或者是一片酱牛肉，里面还放了生菜或者西红柿之类的蔬菜，最后还有一把坚果，这才是一顿合理、健康的早餐，也是一顿能美容的早餐。

既然皮肤的黑斑和黑色素的沉积有关，而黑色素的形成是靠酪氨酸供应的，也就是说，如果你想美白，富含酪氨酸的食物就要少吃了。到目前为止，被营养专家确认的能使人变黑的食物有土豆和红薯，还有甲壳类的生物，比如蛤蜊、螃蟹、河螺、牡蛎等水产品。住在海边的人皮肤较黑，不仅是因为日晒，还有水产品吃得多的缘故。但并不是说吃了土豆就会变黑，首先是量的问题，只要不是长期大量地吃，一般问题不大。还有就是你的体质问题，如果你的酪氨酸酶的转化能力超强，你可能就是个容易长斑的人，这时候就得注意了。很多人很喜欢吃土豆，可皮肤仍旧很白，可能因为他们的酪氨酸酶没那么大"本事"，身处丰富的酪氨酸环境中仍能"置之不理"。如果你是前者的体质，却偏不服后者的皮肤，拿人家的白净说事，就有点酸葡萄心理了。

想美白，室内也得防晒

对皮肤的保养来说，防晒是值得做而且一定要做的功课，做了可能不会马上显效，但不做却可以马上给你点"颜色"看看。防晒不只是室外，也不只是夏天，而是一年四季都得做，或者几乎可以说，只要你在白天活动，防晒就是必需的，包括你在办公室里工作，特别是座位在窗户边上时。

因为能够通过玻璃窗的紫外线是"长波紫外线"，就是我们防晒霜上的"UVA"。它一般不会使人晒伤、晒红、脱皮，但它会缓慢地使人产生变化，一是会晒黑，二是会使皮肤老化，这种皮肤老化叫"光老化"。

能让人有感觉、知道皮肤被晒伤的是"中波紫外线"，英文缩写是

"UVB"。比如去海边回来，皮肤被晒红、晒脱皮，就是"UVB"作祟，这时候最好选择SPF30以上的防晒产品。

"光老化"跟自然老化不一样，它会使皮肤更粗糙、产生更多褶皱，而且会很松弛，是美容的大敌，属于皮肤的"无形杀手"，这就牵扯到防晒霜的选择问题了。

其实，大多数人更容易使皮肤受到伤害的是平时常态生活中的日晒。如果你朝九晚五地上下班，接受的阳光不是很强，或者虽然在室内工作，但房间的采光很好，能把你晒老的就是"长波紫外线"——"UVA"了！因为每天都接触到它，所以人的皮肤就在无意识中逐渐老化了。为了预防它的伤害，春季或者秋季可以用SPF值在15以下的防晒霜。但是同时还要注意PA的值，这在防晒霜上也有标注，是专门对付"长波紫外线"的。一般情况下，PA后有一个"+"的就可以了。

到了夏天九十点钟的时候，阳光已经很强了，就要增加防晒系数，最好是SPF20～SPF25，同时一定要有PA值。

需要注意的是，如果按照上述理论涂抹好防晒霜了，是不是出门就不用打伞、戴帽了？绝对不是！因为在相同的照射情况下，用防晒产品并不能100%地防晒，比如SPF是30的话，它对紫外线的防护达到96.5%，也还有一定的遗漏，更不用说指数低的了，这种情况下，最好还是要添加其他的防护措施。

卖防晒霜的小姐会和你说："这个能防几小时，几小时以后你重新抹就可以了。"但是，春天和夏天的阳光强度是不一样的，你在春天也许能防护两小时，在夏天也许就只能防护半小时，强度不一样，防护的时间也不一样，而且抹的次数越多，防护的强度虽然也越强，但是同时刺激也加重了。

大家在抹防晒霜的时候往往达不到厚度，而医学上在测 SPF 值的时候涂得很厚，面部每平方厘米要 2 毫克，涂抹出来的效果几乎和日本的艺伎一样。而这是一般人做不到的。所以防晒指数很多时候并不能如实体现。如此看来，打伞、戴帽子还是有必要的。

很多人面部长了痤疮，或者鼻头有炎症，用防晒霜的时候就迟疑了，怕加重症状。事实上，他们更应该防晒，因为日光会加重痤疮！

痤疮之所以叫"青春痘"，是因为到青春期以后人会产生性激素。对痤疮起促进作用的主要是其中的雄激素，它会使皮脂腺发育成熟，产生大量的油脂，毛囊皮脂腺的导管开口的地方很容易被油脂堵上。紧接着，被堵住的毛囊皮脂腺里面，逐渐有细菌开始滋生。它们以皮脂为食物，分解油脂并产生游离脂肪酸，这种游离脂肪酸会对毛囊及其周围的组织产生刺激，所以有的痘痘会发红，那就是由细菌引起的炎症。没有炎症时的痤疮一般比较小，我们就叫它"粉刺"。粉刺如果产生炎症且炎症反应重的时候，会产生很大的疙瘩，它会发红，一摁就疼。

为什么日晒会加重痤疮呢？因为日晒以后会刺激角质细胞，加重毛囊皮脂腺导管开口的堵塞，所以痤疮患者一定要防晒。

有痤疮的人该选择什么样的方法防晒呢？最好的当然是物理遮盖，比如戴帽子、打伞。如果要选防晒霜，无论是化学防晒霜还是物理防晒霜，一定要选颗粒小的，以避免毛孔堵塞为务。

网上很多人在传，医生居然给病人开避孕药治痤疮！的确，在临床治疗痤疮时会用到避孕药，一般治疗对象都是女性，这种避孕药叫"达英 -35"，它有抗雄激素的作用，还有一些微量的雌激素，以减轻雄激素刺激下的皮肤油脂的生成。但这个药男性不能用，因为会使其产生女性化的表现，比如乳房胀痛、性欲减退等。

对痤疮的正规治疗，一般要针对不同的发病期：油脂产生比较多的，可以用一些控油的药物，比如口服或者外用的维A酸，它会减少油脂的分泌，减少毛囊口的堵塞。还有一种外用的抗生素叫过氧化苯甲酰，可以长期使用，一般的药店可以买到。如果仅仅是粉刺的话，一般情况下外用药就可以了。晚上抹维A酸类的药物，帮助毛孔通气，白天可以用一点过氧化苯甲酰，减轻炎症，对皮肤也有一定维护作用。

需要注意的是，治痤疮要坚持，不能急于求成。很多人知道维A酸，但用了几天发现没明显效果就放弃了，再去找一用就灵的。事实上，痤疮和遗传、体质、激素的分泌水平、皮脂腺对激素的反应性、肤质都有关系，这些都是你不可能彻底改变的。局部的药物主要起维持作用，它能帮你度过油脂分泌、激素紊乱的时期，所以一定要坚持使用，直到症状明显缓解。

皮肤训练可以祛除红血丝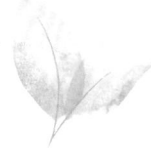

有的人虽然皮肤很白，但能清晰地看到红血丝，如果达到极致的话，甚至像生活在高原的人那样，颧骨部位是红的，这也是影响美容的问题。

红血丝的产生有几个原因，一个是紫外线照射，使毛细血管扩张了。还有一些人情绪激动的时候很容易脸红，这种情况长时间反复以后毛细血管就固定了，可能就没法改变了。另外，不当地使用一些药物，引起毛细血管扩张，也会促成红血丝。

红血丝一旦形成，单靠药物是很难消除的，医院里一般是用脉冲激光治疗，这种治疗效果还是很好的，但是，如果诱发原因不去除的话，它还会复发。如果你发现自己的脸确实在冷热之后很容易变红，除了防止骤冷骤热外，平时也可以做一些皮肤的训练，如每天用水敷脸，自来水就可以，在洗干净脸之后进行。

敷的时候，先从能接受的温度开始，比如正好是和你体温相近的36℃左右的水，敷5分钟之后，再用自然的凉水，继续敷面5分钟。这样做两天后，可以再提高一点热水的温度，还是敷5分钟后，改用凉水。慢慢适应之后，可以将凉水改为冰水，加大热水和冰水之间的温度差。这种方式不仅可以训练血管收缩扩张，而且对皮肤也有刺激作用，可以增加皮肤的弹性。但注意，不要用烫手的水，因为水太热会影响皮脂腺的分泌，使皮肤变干。

这个原理也可以用在做面膜的时候，将面膜提前放在冰箱里冰一段时间，热水洗脸后，将冰凉的面膜敷在脸上，在皮肤吸收营养的同时，又兼顾了对皮肤的冷热训练，一举两得。

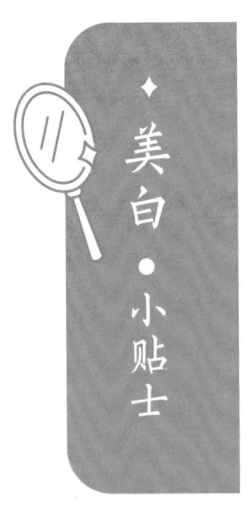

1. 每天早餐吃一把榛子，或者 10 个（大）杏仁，或者 2 个核桃。

2. 土豆、红薯，吃的时候要适量。

3. 生鲜蔬菜、水果沙拉，每天保证一份。

4. 四季都要防晒，春夏：SPF20，PA+ 或 PA++；秋冬：SPF12 ～ SPF15，PA+。

5. 温水、凉水交替敷面，每次敷面 5 分钟。

面色发黑，常吃山药、六味地黄丸，常喝熟地龙骨汤

　　人是一个能量体，活人和死人的区别就是有没有热乎气，正常人与体弱人的区别是热乎气足不足；热乎气就是能量，能量的产生是生命的关键。

　　在所有颜色中，黑色是最能吸收能量的，因为吸收了光而没有反光，所以才呈现出黑色、暗色。我们冬天喜欢穿深色衣服，就是最大限度地吸收阳光，给自己保温；夏天穿浅色衣服，就是借此抵挡能量的吸收，给自己降温。

　　当身体变老或者体质很弱时，最直接的变化就是能量产生不足，人变得很怕冷。这时候，为了最大限度吸收能量，身体会本能地把皮肤变黑。所以，随着年龄增长，人会变黑，或者疾病加重时，气色会发黄发黑，肤色逐渐向深色发展，就是为了更多地吸收能量，为了活下去。

　　大家可能看过电影《山楂树之恋》，窦骁演的男主角，最后病入膏肓时的肤色非常逼真，黑且暗，没有光泽，这种肤色是重病状态。

　　再比如，武汉新冠疫情刚发生时，很多医生也感染了，其中有两个是重症，经过多日抢救后终于保住了生命，病情平稳后他们出镜时，大家发现：两个人都变得很黑。西医的解释是身体机能受损，药物副作用的叠加结果；在中医看来，这种面色意味着他们当时的病情很重，已经"重病及肾"了，因为肾的病色就是黑色。

　　对此，《黄帝内经》中讲得非常形象："黑欲如重漆色，不欲如地苍"。意思是，健康的黑色要像层层刷过的油亮的黑漆，不能像黑炭，

像黑土。这也就对肤色的黑做了区分：日晒出来的黑，一定是黝黑而不是暗黑，黝黑是有光泽的，是健康的。黑得没光泽时，就是肾虚了。人病重、临终，乃至体质弱时，都容易处于肾虚状态，久病、重病及肾，都容易发展为肾虚。

> 发黄是脾虚，伤及"后天之本"；发黑是肾虚，伤及"先天之本"了，这就意味着身体的损伤在加大，已经由后天累及先天了。

即便没严重到发黑的程度，也往往已经开始发黄了，如果不加干涉，继续发展，就会从黄变成黑。

很多人为了祛黄祛黑，达到美白效果，会用很多护肤品，或者采用先进的"光子嫩肤"。这些办法确实能美白，它们的作用原理就是把含有黑色素的细胞杀死去掉，或者淡化其中的黑色素。

但问题来了：就算你淡化了黑色素，可细胞的生长周期是28天，如果28天过去了，你皮肤变黑的内在原因没有去除，下一批新生细胞还是顶着黑色素出生的，你的黑肤色或黑斑会依旧。所以，就算花重金美白，它的效果也只能维持一个月左右，之后会逐渐被打回原形。

黑色是"肾"所主的颜色，而中医概念里的"肾"，不是泌尿系统中的肾脏，而是人体这棵大树的树根，心、脾、肺、肝等，都是这个树根上长出的树叶或者树干，树叶、树干的问题加重了，会影响到树根，这就是中医说的"久病及肾""重病及肾"；反过来，树根不稳了，树叶、树枝肯定不繁茂，肾虚一定会影响到皮肤和头发这种身体的"枝叶"。身体任何部位的病变，如果持续发展，这个人都会肾虚；就算皮肤本身很白净的人，病久了，肤色都会变黑。从这个角度上说，想"打黑"，必须补肾。

我有个朋友，清华毕业，是一个公司的高管，因工作压力大，把自己弄得又黑又瘦，冬天盖被子，手脚一定要放在外边。这就是典型的阴虚了，而且是肾阴虚，是身体最深层的水不足了，所以身体才会虚热。水少了，火自然就显得多了，也就是中医说的阴阳失衡，水不济火了。

黑脸色让她特别苦恼，即便用最高级的粉底，也很难擦出自然状态，特别是和年轻、身体好的人坐在一起，粉底甚至会添乱，会让人觉得，擦这么厚的粉底还那么难看，如果素颜得多丑呀？

我建议她每天把山药当零食，当甜点，注意是每天！甚至可以作为一顿加餐，至少要吃到50克，或者索性代替一餐主食，必须这样足量才可能有效。

因为中医经典里对山药以及很多药物、食物的解说是这样的："久服令人肥白，不老"。这个肥的意思是丰腴，白就是皮肤白皙，肥白就是白皙丰满。

> 要通过山药这类药食同源之品，达到这个状态，必须有个条件，就是"久服"，把这种补充变成常态，变成饮食习惯；做不到这一点，就不要期待效果持久。

因为到了需要进补的时候，往往已经亏空很大，病状明显了，这时候的药物，先要把之前的亏空补上。但遗憾的是，生活方式造成的这种亏空，每天都在产生新的，如果你不吃够量，不持之以恒，药物的作用就会入不敷出。

还有一个关键点是，这种黑瘦的人，之前没少进补，但只要进补就会上火，或者引起其他不适，他们也就自我定义为"虚不受补"。的确，身体吸收补药需要两个条件，一个是不能有痰湿，舌苔不能腻，在医圣张仲景的《金匮要略》中，有一个也是唯一一个不用健脾、不用疏通身体就可以直接吃的补药，就是薯蓣丸，这个方子被称为中医"虚不受补第一方"。薯蓣就是山药，是焦作产的怀山药。

再一个是脾气不能虚，否则运化不了补药。后者比前者更难对付，因为脾胃虚是个长久过程，甚至就是一种体质，改善体质也需要进补，可他们偏偏补不进去，这就形成了悖论，历代医家对此都曾一筹莫展。

《金匮要略》记载薯蓣丸主"虚劳诸不足"，意思是可以治疗各种身体的虚损不足。哪哪都需要补的这种人身体素质非常差，动不动就生病，三天两头感冒，五脏六腑皆虚，而且胃口很差，吃饭都费劲，更别说吃药了，医生在治疗调养时都不知道先从哪里下手了，薯蓣丸针对的就是他们。

薯蓣丸以山药为君药，用量是其他补药的三四倍，用大剂量的山药开路，引领着补气养血、温里散寒的人参、阿胶、当归、白芍、干姜等一众补药发挥补虚作用。其中山药是锦，其他远比山药昂贵的补药是锦上之花；没有山药垫底，身体不能吸收运化，再昂贵的补药也只能穿肠而过。

我这个朋友就是坚持吃了一个多月的山药之后，发现肤色由黑变淡的，她形容自己是"虽然还是黑，但黑得有点亮儿了"，这意味着她的肾虚开始改善。

像这种面色黑的情况，如果更严重，或者已经伴有明显的肾虚，比如腰酸腿软，身体干瘦，年纪轻轻就脚跟疼，是需要借助中成药物，就是大家熟悉的六味地黄丸来调理的。

说到六味地黄丸，很多人觉得是开给男人的，女人孩子不能吃。

事实上，第一个给孩子开六味地黄丸的医生，是宋代著名的儿科专家钱乙。他发现一些孩子有个共同的问题——五迟五软，即立迟、行迟、语迟、发迟、齿迟，头项软、口软、手软、足软、肌肉软，也就是现在我们说的"出生发育迟缓"，在中医眼中，这些孩子都属于肾虚。

中医所说的肾是身体这棵大树的树根，孩子是小树，小树的树根容易不稳；人上了年纪，大树在风里雨里站了几十年，树根也变得不稳。所以，孩子和老年人都容易肾虚，给孩子补肾就是帮小树培根。

能给孩子吃的补肾药，作用肯定是平和的，否则这个药也不会从儿科用药扩展为成人用药，而且传承至今那么多年。

> 我认识的很多中医，过了五十岁，都会经常吃点六味地黄丸，时不时地给身体"培培根"，减缓衰老的进程，而皮肤变白只是身体"逆龄"生长的表现之一。

人初生的时候，皮肤都是白嫩的，随着增龄，皮肤颜色逐渐加深，西医的解释是，皮肤在一生中不断地被氧化，黑肤色是氧化的结果。其实，不独皮肤，任何组织都有此共性，比如肠道黏膜，总是吃泻药的人很容易出现"黑肠病"，也就是肠道黏膜颜色变黑，因为不断地腹泻增加了黏膜的损伤，损伤修复过程就是氧化过程。

现在发现"黑肠病"很可能是肠道的癌前病变，癌症就是组织细胞被氧化的极端恶果；如果在"黑肠病"阶段或者胃肠道癌早期，让病人服用补肾药，癌变就可以被抑制甚至被逆转。中医补肾其实就是抗衰老，也就是抗氧化，自然可以改善因为氧化导致的皮肤变黑。

肾阴虚的人，因为代谢过高，才把他们消耗得又黑又瘦，甚至因为虚火旺，水少了，手脚心都是热的，那么氧化肯定是异常升高的，

熟地龙骨汤

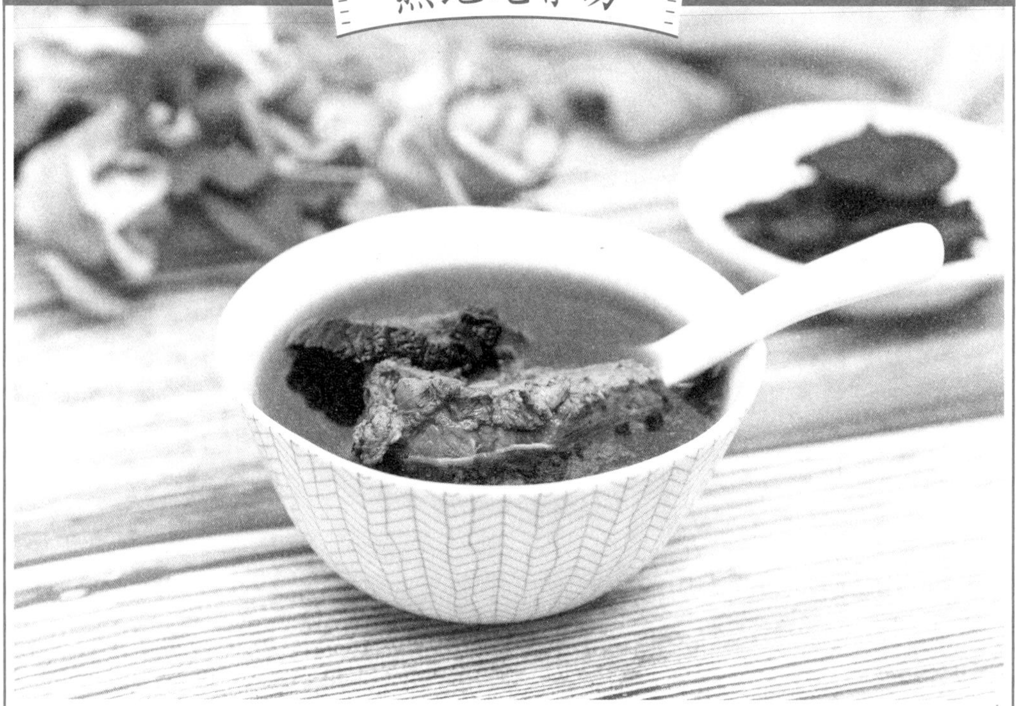

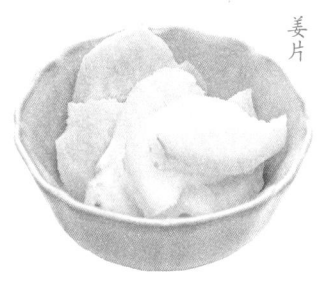

姜片

配方

熟地 15 ～ 30 克，龙骨 200 克，姜片。

做法

将龙骨斩小块放煮开的水中焯一下。关火，将龙骨捞出。将熟地、龙骨、生姜片一起煲一小时左右。关火前 10 分钟左右，放入少许盐（根据个人口味）。

熟地

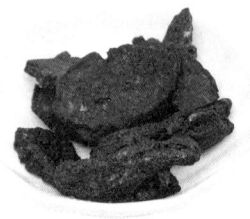

龙骨

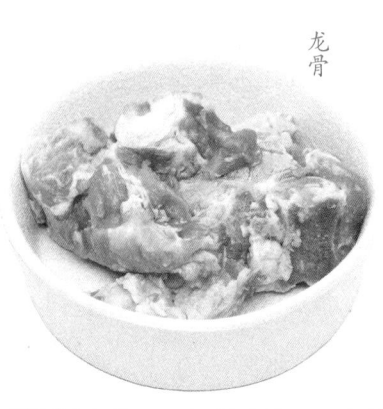

皮肤变黑就是其结果。六味地黄丸的美白作用就在这里。

只要舌苔不腻，胃口还好，身体偏瘦，肤色逐渐变黑的人，都可以考虑吃点六味地黄丸。

同样的，六味地黄丸中的熟地，也可以用于改善肤色。广东人喜欢煲熟地龙骨汤，就是用熟地 15 ～ 30 克；如果是夏天，则是生地、熟地各 15 克，用它们炖猪或者牛、羊的脊骨。这个汤可以很好地补肾，广东天气热，消耗比北方多，所以才更需要"培根"。这个例汤可以作为黑皮肤之人的美颜之选。

文学大家杨绛先生，享年超过百岁，她一生恬淡虚无，没特殊嗜好，唯一喜欢和坚持的就是每顿饭都喝木耳棒骨汤。老先生健康长寿，思维清楚，与持续补肾不无关系。

因为木耳是黑色的，也是入肾经的，木耳、棒骨配伍，与熟地、龙骨配伍的效果类似，都是补肾的。肾精足了，大树的树根又深又壮，皮肤、头发这样的"枝叶"繁茂的同时，长寿也是自然而然的结果。

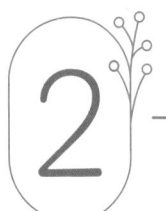

抗斑

追根溯源，
消除颜色各异的斑点

脸上长斑似乎是女人的"绝症"，其实男人也有，但很少。除了他们不那么在乎自己的容颜之外，男性的内分泌比女性要简单一点。承载了孕育分娩大任的女性，体内雌激素、孕激素等的微妙配合是一生的事，稍有差池，脸上长斑点就是会出现的问题之一。既然如此，祛斑的关键还是调理身体。

斑点有几种：雀斑、老年斑、黄褐斑。第一种是遗传性的；第二种是老年人的正常现象。其中，对容颜最有影响，也最有治疗价值的是黄褐斑。

为什么女人更容易长斑？

斑点是影响美容的一大瑕疵。说到长斑，大家可能没有想过，为什么男人脸上很少有斑，唯独在意样貌的女人，偏偏爱长斑呢？

很多有斑点的女性，都有情绪不畅、月经不调的问题。所以，只要月经存在，至少在更年期前，每个女人都面临长斑的可能。在斑点形成的过程中，是需要"里应外合"的。

这不仅因为女人的内分泌系统要比男性的复杂，她们需要应对的情况也多，还因为女性情绪敏感，精神脆弱，而内分泌的全称叫"神经内分泌"，是受神经调节，受精神影响的，只要内分泌稍有偏颇，斑点就会出现。

我们先说外因。

最直接的就是日晒，专家对此形容为："日晒是扣动长斑的那个扳机"。如果你本身就是长斑体质，防晒就要做得特别细致，一年四季，只要是白天就要防晒，除非你在地下生活或工作。

夏天用的防晒霜防晒指数要高，防晒指数可以达到18～20，冬天的低一点，达到15就可以，这一点大家可能都知道。但是，有两个情形容易被忽视，一个是阴天，一个是室内。

阴天要照常防晒，因为能伤害你皮肤的紫外线是可以透过云层的。而玻璃和云层一样，紫外线也是可以穿过的，所以在窗户边工作的人，如果不防晒，很容易变成"半脸美人"，晒得着的那边更容易衰老、长斑。除了防晒，更需要关注的就是内因了。肝郁、脾虚、肾虚都是长斑的内因。

一般来说，我们说的斑是黄褐斑，雀斑不在讨论之内，因为雀斑基本上是先天的，后天的干涉没什么作用。但黄褐斑就不同了，虽然叫黄褐斑，但斑点并不都是黄色的，大概有三种，一种是青色的，一种是黄色的，一种是黑色的，这三种颜色斑点的形成分别是因为肝郁、脾虚和肾虚，只有针对这些病因来治疗，斑点才能真正淡化。

"粉面含春" 可能是长斑的前奏

"黄脸婆"的女人为面色发愁，总想给自己涂脂抹粉产生红颜的效果。但是，"粉面含春"的女人也有她的苦恼。这种人虽然身材纤细，皮肤细腻，但经常顶着一张关公般的大红脸，很失女人的清秀。而且和其他影响美容的问题不一样，这种红是无法粉饰遮掩的，与此同时，她自己也很不舒服，感到很燥热。

我当住院医生的时候，跟着我的老师看过一个女孩子，她是滑冰运动员，平时就在首都体育馆里练习。她才24岁，来看病就是为了治脸上总是发红发热。她说，一块儿训练的女孩子都白白净净的，只有她，总像个"红脸关公"似的。别人见了总问她怎么了，什么事让她兴奋得满脸通红？特别是大家开会，屋子里闷的时候更严重。她为此总是端一杯凉水，一边开会，一边冰敷自己的脸。冬天明明觉得很冷，手脚也冰凉，但她的脸依然发热，她觉得像有一股火闷在身体里。

人的面部是属于胃经的，所以"面子"的问题和胃火有直接关系。因此她去看医生开的都是去胃火的药，吃得她不断地泻肚子，但脸红的问题依旧，只能说她不幸地遇到了庸医。

如果她除了脸红，还有口臭、特能吃、大便干，之前不久吃过辛辣的食物，比如麻辣香锅、水煮鱼之类的，而且在面部发热发红的同时手脚冰凉，这种比较单纯的表现可能就是胃火。中医治疗的话，一般会用含有石膏的药物治疗，比如黄连清胃丸、黄连上清丸，胃火下去，脸色也就正常了。但这个脸热手凉、内热外寒的女孩子不是胃火，而是肝郁！因此不能清胃火，而要疏肝郁，很多医生想不到这里，所以很容易误治。

中医五行是"金克木""木生火"的顺序，肺属金，肝属木，"肝"是"肺"的"儿子"，但一旦肝气过盛了，肝气郁了，就会反过来欺负身为"父亲"的"肺"。中医的"肺"是主皮毛的，人体的皮肤和中医

中医中的"肝"是主疏泄的，通俗地说就是中医的"肝"负责全身气机的调理。气机通畅的时候，身体脏腑的功能就能和谐、有序。一旦肝气被郁住了，功能就失调，直接导致热量郁积在体内散不出来，这就是所谓的"肝郁化热"，用现代医学的概念说就是身体散热不均衡。

的肺有直接关系，"肺"被"欺负"了，和它相关的皮毛的功能就要受到影响，散热功能就会失调，自然就表现出忽冷忽热，忽红忽白，其实症结在肝气郁上。

这种因为肝气郁导致的发冷，和体内有寒时感觉的发冷不同，后者能感到身体从里往外冒寒气，连骨头关节都往外冒寒气。"肝郁"的发热也和体内有热不同，体内有热的时候人会想喝水，而且喜欢喝冷水，但这种肝气郁造成的热是郁热，人不会喜欢喝冷的东西，而且能感到自己的热被郁住了。我看到的那个女孩子就说，总想把自己的皮肤扎个洞，让里面的热散出去，然而只有疏肝才能把不均衡的热疏散出去。

虽然这只是个24岁的女孩子，但她的脸上发红发热和更年期女性的面部烘热的原理类似，都是体内激素失去平衡导致的。只是年轻女孩子的激素失衡程度轻，病情也相对单纯，通过调理能顺利"过关"。这个女孩后来吃的是以逍遥散为基础的汤药，方子里始终在用柴胡和薄荷这两个有宣散肝经郁热作用的药物，为的是帮她把郁热透散出去。她吃了这个药后，脸上发热的情形明显减轻了。一个多月后，她在出

去比赛之前来看病，想带点加味逍遥丸的成药走，那时候，她已经是个很秀气白净的女孩了。

这种寒热不均的问题，如果是单纯地清热以祛面部红热，或者是单纯地温里以解手脚之凉，都是明显错误的，而且会加重面部的郁热，因为无论是单纯地清热还是单纯地温里，都会加重肝气的郁结。在脸红严重的基础上，还可能长斑，比如我们说的黄褐斑、蝴蝶斑，年纪轻轻就会步入失调的中年。

有人做过相关实验，先是把一群实验用小白鼠，制造成和人一样的肝郁，结果，这些肝郁的小白鼠皮肤的黑色素明显增加了。还有一个实验发现，用中药的补气、补血、解郁的药物治疗的病人，她们黑色素形成时的关键物质——酪氨酸酶的活性开始降低。由此可见，肝郁是可以促进皮肤黑色素形成的，而疏肝、养血的药物不仅能使人的脸红、燥热感觉减轻，而且可以抑制黑色素的形成，能祛斑、防斑。

颜色发青的黄褐斑，要用逍遥丸治，配玫瑰花薄荷茶

女人的美不是化妆化出来的，而是吃出来的，面色和皮肤除了和营养有直接关系，同时也能代表身体的和谐状况。这就意味着，除了要保证气血充盛，还要保证气血的顺畅。只充盛，不顺畅，就会出现失调，就会有郁滞。

现在的人，纯粹因为气虚、血虚的不是很多，大家的营养都很好，但怎么能使吃进去的东西合理平衡地分配，就牵扯到中医里的"肝"

的问题，这是很容易导致人长斑的。因为肝气郁结而长斑的人，斑点的颜色一般发青。

中医的肝气和情感直接相关，发脾气是动

青色是中医所说的肝的颜色，人生气的时候会"青筋暴露"，气得"脸色发青"。之所以出现青的颜色，就是因为动了肝气。

了肝气、肝火，情绪压抑是肝郁……总之都和肝有关，也都容易出现青的颜色。如果你的黄褐斑颜色发青，说明肝郁是你的黄褐斑的主要成因。

人活在现实中，不可能全尽如人意，特别是人到了中年之后，要面对的事情越来越多而且复杂，所愿未遂的机会也就多，这时候情绪都会有波动，情绪波动直接影响的就是中医所说的"肝"，就可能引起肝气郁。所以，中医治疗中年的疾病讲究"中年责之肝"，是说要从肝郁上找毛病。

肝郁到极致之后，一种人是发怒，这种情绪的后患是即时的，马上看出效果，比如高血压、心绞痛。到了四五十岁之后，人们都知道要保护血管，要戒烟，要吃保护血管的药物。但是，按照一般的衰老规律，血管因为衰老而变得狭窄，一年也就 1% 的速度，但是，如果是因为暴怒，动了肝气，这时候血管可以在瞬间缩窄 90%。虽然在之后可以通过治疗而缓解，但这个急性的缩窄过程足以使人突发心绞痛甚至心肌梗死，以及脑血栓。我们在电视电影里常看到的老干部被不争气的孩子气得一手捂胸之后昏厥，大多是急剧的情绪变化使重要器官的供血出了问题。

如果不是急性爆发，碍于面子，就可以由伤害他人变成伤害自己；或者是心思过重，在别人不是什么大事的小问题，在他也会很敏感，

> 很多人担心自己被气得生了食管癌，其实不是，她们是被气出了"梅核气"。

小问题带来大伤害，如果再发泄不出去，自然就会郁出问题。这在女性更多见，一次婆媳不和、同事纠纷就落下病了，逐渐觉得自己总是胸闷，喜欢长出气，而且嗓子里好像长了个东西，平时咽口水的时候就能觉得那东西存在。

食管癌毕竟是食道长了异物，在咽食物，特别是固体的、硬的食物时感觉有噎住的感觉，喝水或者咽口水时这个感觉就减轻了。而生气导致的这种异物感，真的开始吞咽时反倒减轻了，因为本身这种异物感就是一种错觉，吃饭的时候，或者因为其他事情把注意力转移开了，这个原本并没有实物的感觉也就减轻乃至消失了。有这种感觉的人，看中医的话，一般都属于肝郁，时间长了就会出现色斑，乃至长出"过了期"的"青春痘"。与此同时，乳腺增生、子宫肌瘤也随之而来，而且这些疾病往往是相互联系在一起出现的，因为它们的病因都是一个，就是肝气郁结了。

我以前有个同事，心气特高，但是心胸狭窄，每天上班都沉着脸，觉得谁都是她的竞争对手，整个办公室被她弄得很不愉快，她自己也很少愉快。每次体检，她都被发现是严重的乳腺增生，而且脸上有很严重的黄褐斑。那时候，人们总觉得只有怀孕的时候才有黄褐斑，因为怀孕的时候激素变化太剧烈。她连男友都没有，但斑却照长，原因很简单，每天的不愉快一直在刺激她自己的身体，虽然没怀孕，但体内的激素水平因为心情刺激，估计也早就"波澜壮阔"了。

她的抽屉里总是放着各种药物，其中就包括逍遥丸，但直到她辞职，这个病也没解决。因为她的个性没改变，不断地自己找气生，等于一边吃药，一边自己添堵。

治疗肝郁，经典的药物就是现在药店能买到的加味逍遥丸，中医治疗斑点而开出的方子，一般也都是在这个基础上加减的。明代名医赵献可评价逍遥丸时说："以一方治其木郁，而诸郁皆因而愈。一方者何？逍遥散是也，方中惟柴胡、薄荷二味最妙。"

这句话对大家是个提示，适合服逍遥丸的人，如果症状没那么明显，或者是为了预防而用药，平时可以用薄荷茶维持，因为薄荷有很好的解郁作用。方法很简单，就是到药店买来薄荷，一般是干的，像冲茶一样冲泡，加点冰糖，或者就每天在茶中加点薄荷，甘甜清凉，沁人心脾的同时还能解郁。

现在很时兴喝"花草茶"，就是用花来泡茶，容易肝郁的人还可以经常喝茉莉花和玫瑰花泡的茶，这两种花都有疏解肝郁的作用。

因为玫瑰花是入肝经的，属于中医的理气药，可以疏肝行气。肝气不郁了，能推动气血运行，气郁导致的血虚、血瘀，以及由血虚、血瘀导致的容颜问题也随之解决。《红楼梦》中，宝玉挨了父亲的毒打，王夫人让袭人给宝玉吃玫瑰露，说可以"心中爽快，头目清凉"，这就与玫瑰花的疏肝解郁化瘀作用有关。

《本草正文》中道："玫瑰花，清而不浊，和而不猛，柔肝醒胃，疏气活血，宣通窒滞而绝无辛温刚燥之弊，断推气分药之中，最有捷效而最驯良，芳香诸品，殆无其匹。"意思是，玫瑰花理气作用起效迅速但平和，其他芳香的药物在疏肝理气作用上，没有能和玫瑰花相比的。

玫瑰花有沁人心脾的芬芳，来自它特有的挥发性物质，通过嗅觉直接作用于神经系统，让人放松精神，释放压力，这就从根本上减少了影响内分泌的精神因素。

所以我常给女性朋友推荐玫瑰花薄荷茶，特别是工作之中，与合作者生气了，被老板责备了，用玫瑰花和薄荷各10克，加点冰糖，开水冲泡后，一杯清甜的花茶可以让你长出一口气，心情随之轻松不少。

干薄荷8克（鲜薄荷的话可以是7～8片叶子的量），开水冲泡后盖严盖子，稍微闷一会儿，之后加冰糖或蜂蜜调味即可。常食可对颜色发青的黄褐斑有淡化作用。

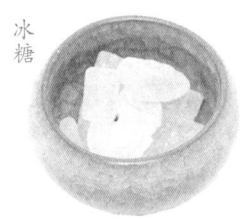

祛颜色发青斑点的
玫瑰花薄荷茶

配方

玫瑰花和薄荷各10克，加点冰糖。

做法

把玫瑰花、薄荷、冰糖放入杯中，开水冲泡。

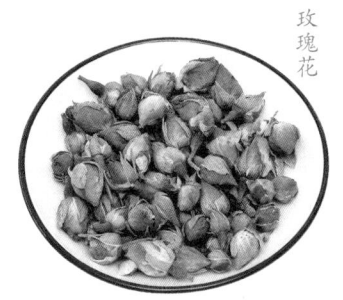

玫瑰花

冰糖

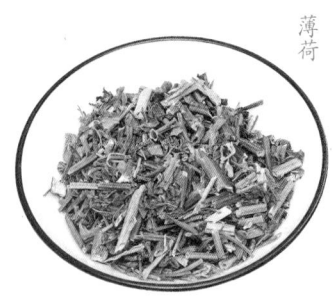

薄荷

别小看这个花茶，它其实是加味逍遥丸的"药茶版"。除非你斑点重，在月经前乳房胀痛明显，总是想发脾气，胸闷长出气，这种肝郁才值得用加味逍遥丸治疗。相对轻的状况下，或者是为了防范或者减轻颜色发青的斑点，这杯药茶作用更和缓，更便于持久服用。

用药物适当调整之外，有几个穴位可以经常按摩或者刮痧，慢慢能使脸上的斑变淡，减少"过期"痘痘的出现。比如腿上的三阴交、太溪和太冲。

三阴交在小腿内侧，内踝尖直上三寸，胫骨后缘就是，这个穴位又被医生们称为"妇科三阴交"，说明其和妇科疾病关系之密切。月经前后，自己按这个穴位都会有明显的压痛，按摩这个穴位按到不疼了，就达到了治疗目的。而太溪和太冲两个穴位，早就有人做了实验，月经前后，这两个穴位的电反射都有明显不同。所以，平时经常自己用手按摩或者用刮痧板的角，点按这几个穴位，每天早晚做一次，每次点按 3～5 分钟，坚持一两个星期，对改善与妇科疾病有关的内分泌问题很有作用。

北京中医院有个著名的皮肤科专家叫陈彤云，她的皮肤就特别好，别人以为她一定有什么秘不外宣的保养秘方，其实，熟悉她的人都知道，她的皮肤好不是靠药物、食物的保养，关键是心态。陈老师现在八十多岁了，一生经历了很多事，起伏跌宕，但无论是得意的时候还是失意的时候，从没见她发过脾气、忧愁过或者得意忘形过，永远是很淡定的样子，这一点就是她的美容秘诀！

对女人来说，皮肤的状况和内分泌关系密切，而内分泌又直接听令于大脑皮层。也就是说，任何情绪起伏都会影响你的内分泌的平衡，这个一失衡，自然会从根本上影响皮肤的状况，那些外在的粉饰和保养是不可能从根本上与此抗衡的。所以中医才讲，女人到了中年出现的很多疾病，都要"责之肝"，肝气郁结一般都是心情不舒畅导致的，中医的这条经验也是从历代女性身上总结出的治疗经验。古往今来，情绪问题都是女人躲不过去的健康劫难，其中当然包括皮肤问题。所以，拥有美丽容颜的大前提就是要有一个放松的、愉悦的心态，非此，其他的补救都无济于事。

颜色发黄的斑点，可吃补中益气丸或参苓白术丸、人参健脾丸

除了青色的黄褐斑之外，仔细观察的话，黄褐斑中还有颜色发黄的和发黑的两种。发黄的人多脾虚，因为脾的颜色是黄色。你观察消化不好的孩子，或者是有慢性肝病的人，面色往往是偏黄的，而且黄得无光泽。

消化不好的人一般是脾虚，如果这种黄色不改变，她是很容易感冒咳嗽的。因为脾是后天之本，是人体抵抗力的基础。与此同时，脾属土，而肺属金，五行的顺序是土生金，脾为肺之母，通俗地讲，"母肥才能儿壮"，脾一虚，肺就要受累。所以平时消化不好、胃口很差的人，总比其他人容易感冒咳嗽，稍微吃得不合适了马上就咳嗽、痰多了。反过来，一旦他们因为药物或者饮食调养得当了，脸不那么黄了，中医讲的脾气虚好转了，感冒发热也就减少了。

至于慢性肝病病人，大多是面色萎黄的，这和肝硬化时合并黄疸有关系。但是，很多人即便是通过药物治疗，黄疸退了，面色仍旧是黄的，因为她们的脾虚体质没有改变，仍旧暴露了脾的病色。中医对这种肝病的治疗，要大量用到补脾的药物，比如黄芪。我见过一个肝

硬化病人，黄芪用到了120克！她就是靠这样大剂量的补脾药，振奋着虚弱已极的脾气。

因为脾是主肌肉的，脾虚的人，肌肉张力很弱，不能持重，就容易累。这种人，如果不加注意调治，可能最初是长斑，再发展下去，法令纹会比其他人出现得早，也深，因为脸部的肌肉也会张力不足，苹果肌下垂，法令纹就深了。

如果黄褐斑的斑点颜色偏黄，说明这个人是偏于脾虚的，再细究其他症状，一般还有胃口不好、消化不良，平时很容易疲劳，严重的到了下午连说话都有气无力了。因为脾主肌肉，脾虚的时候肌肉的力量会明显下降，过去文弱书生"手无缚鸡之力"，就是脾虚的典型症状。

还有一个原因，中医所说的脾是身体的"物流"系统，"物流"失职的时候，就算吃得不缺营养，营养也会输送不到位，垃圾清运不出去。这类脾虚的人，是"捧着金碗要饭"，她们的黄褐斑就是脾虚、血虚的结果，她们祛斑必须健脾养血，就像《灵枢·邪气脏腑病形》曰："十二经脉，三百六十五络，其血气皆上于面而走空窍"。

这种人也可以是个胖子，但是肯定是明显的虚胖，肉摸上去很松，肌肉无力。她们的胖是因为脾气虚，没有运化能力，很多代谢物不能代谢出去的结果，包括沉积在体内的过多的脂肪，也是燃烧能力不足的后果。而且这种人的消化系统也会频繁出问题，比如硬的、凉的都不容易消化，大便要么偏干，要么很容易稀溏，总之很难成形，这就更说明她们本身是脾虚体质，祛斑的治疗也要从补脾入手。

中国人的肤色是黄色的，黄是脾的颜色，所以脾胃是影响中国人健康的重要环节，也是薄弱环节，否则中医不会将脾胃视为"后天之本"，特别是当女性的容颜出现问题，很多时候就是脾虚在作祟。

我见过一个女病人，快50岁了，是一家报社的总编辑，虽然没什么痼疾，但一直给人"病秧子"的感觉。她始终体质很弱，脸上就有很严重的黄褐斑，而且无论是斑点的颜色还是没长斑的面部肤色都偏黄。她每天下班回家都没力气说话，她的家人也知道，这时候不去打搅她，一定要等到她吃完晚饭，坐在沙发上缓一会儿，才有力气说事情……她就是个典型的脾气虚患者，吃的那顿晚饭等于给她补了脾气。后来，她为没劲说话去看了中医，开出的方子就是在经典的补脾方补中益气汤基础上加减的。当时正是秋天，医生让她坚持吃3个月的山药。就这么配合着吃了快4个月时候，下班的时候感到明显地有了气力，她倒是一直没在意脸上的斑，但是我们可以明显地发现斑点的颜色也变淡了，不像以前那么黄了……这就是补脾的效果，如果不明白这个原理，谁也不会想到，一个再普通不过的补中益气丸也有祛斑的效果呢！但是有个前提，这个补脾药能祛除的黄褐斑，一定是脾虚性质的。

因为体质的形成是常年的，甚至是遗传下来的，几代基因作用的结果，所以改善体质不是一朝一夕的事。

虽然这些药品的说明书上都没有祛斑这一项，而且很多人最初吃它也不是为了祛斑，比如吃补中益气丸的人，可能是因为总是疲劳，体力不足，甚至有肌肉张力太小、胃下垂等问题；吃人参归脾丸的人，可能是因为早醒或者入睡困难，这个药是医生当安眠药开给他们的；吃人参健脾丸的人，可

除了补中益气丸，能在药店买到的还有参苓白术丸、人参健脾丸，都是这种脾虚人适合长期吃的保养药，它们的药性很平和，针对的是因为脾虚引起的慢性衰弱体质，是可以久服同时也应该久服的药物。

能消化功能特弱，吃了硬的、凉的、油腻的不能马上消化。

这些人在吃这些药物的同时，会有意外的收获，就是随着主症减轻，脸上的黄斑也淡了。原因很简单，斑点本身就是内里失衡的外在表现，随着脾虚这个失衡主因的消除或者减轻，外在的病状也都会减轻，祛斑是针对病因治疗时"买一送一"的必然结果。

也就是说，如果你长有黄斑，本来是因疲劳严重想调理，那么吃补中益气丸既能恢复精力，又能淡斑；如果失眠明显，人参归脾丸在调神同时可以用来祛斑；如果总是不消化，人参健脾丸可以健脾祛斑，最终都是一举两得。

除了这些有针对性的中成药，还要提到一味中药，就是黄芪。前面讲了，黄芪是黄脸婆"扫黄"的首选，同样也是脾虚型黄褐斑的首选。斑点发黄、疲劳的人可以用生黄芪 10 克，加三五枚大枣泡茶，只要大便不干，可以经常喝。这张"扫黄"茶饮方，也是祛斑方。

祛颜色发黄斑点的名方

配方

补中益气丸、人参归脾丸、人参健脾丸。

用法

照说明书上服用。

配方

生黄芪 10 克，加三五枚大枣。

做法

把大枣去核，跟生黄芪一起下锅，放适量水泡 1 小时。大火煮开，小火煮半小时即可。

红枣小米山药粥

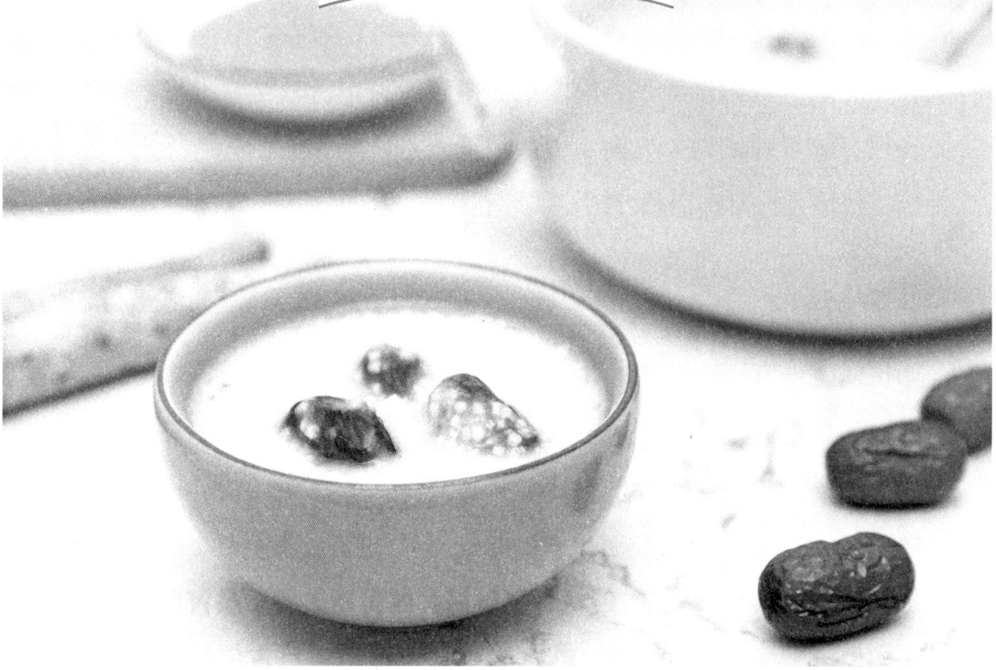

配方

小米、大枣、山药。

做法

小米、大枣淘洗干净，山药去皮切片或丁，水开后下小米、大枣，再开锅后加山药，煮至软烂即可。常食可对颜色发黄的黄褐斑有淡化作用。

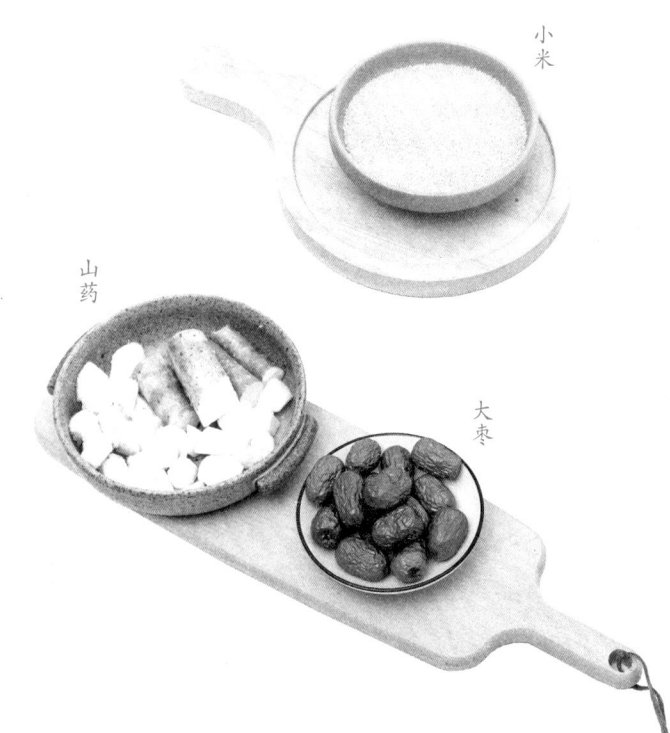

小米

山药

大枣

常用的补脾食物：

大枣、山药、莲子、小米都是补脾餐桌上的常备食材。

每天蒸一段山药当点心吃，也可以将山药、莲子加在粥里一起煮，比如加在小米红枣粥里。小米红枣粥是中国传统的补养食物，过去经常是给产妇喝的，就是通过补脾气来补益分娩后受损的气血。在你决定补脾的时候，最好这一年四季都喝这个粥，虽然食物的效果不及药物，但养成习惯之后，可以和中成药一起，"润物细无声"地扭转脾虚状态。这种方式祛斑不是速效的，但是绝对是无害的，而且是根治。

颜色发黑的斑点，可吃六味地黄丸和怀山药

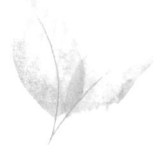

还有一种斑点的颜色是发黑的。斑点发黑的同时，这个人也容易偏瘦。除此之外，她们可能还有个症状，就是月经之后腰膝酸软，甚至年纪轻轻的就足跟疼，这就提示肾阴虚了。某种意义上说，黑斑是早衰的报警信号，而祛斑之道就是抗早衰。

仔细观察这种人，除了斑的颜色发黑，脸上不长斑的地方也不会白净，这种人可能身体也偏瘦，人显得很干巴，水分很少，这就可能是肾虚，而且肾阴虚的可能更大，"瘦人多阴虚，胖人多气虚"。除了长斑，她们还有手脚心发热，心里也烦，夜里睡眠不好、做梦，或者睡到半夜出一身汗，觉得很燥热，这在中医里叫"盗汗"，这就是肾阴虚的表现。

黑色是中医所说肾的颜色。中医的"肾"不仅包括了大家熟悉的泌尿和生殖系统，更是人体的一个能量和营养的仓库。如果把人体比

作一棵树的话，中医的"肾"就是树根，身体的任何一个器官、系统出了问题，就好比是树叶被风刮掉了，树干被人砍伤了，最后都会影响树根，这样时间久了，树根受了伤，树的生命就受到了致命的危险，即所谓伤根了。也就是说，所有的疾病如果治疗不好，变成了慢性的，都要伤到中医说的"肾"，出现肾虚。反过来说，如果这个人已经肾虚，不管是慢性病消耗的，还是先天体质造成的，都会影响其他的器官，比如出现脾气虚、肺气虚，就像树根扎地不牢，树叶树干就会风雨飘摇……

如果一个人的黄褐斑是发黑的，这种人要么是先天体质弱，比如生下来的时候体重很轻，或者是家里最小的一个孩子，父母生她的时候，特别是母亲，已经年过四十甚至更加高龄，先天禀赋中就是肾虚的。要么就是以前有过慢性病，或者虽然没有慢性病，但始终功能很弱，而且这种状态多年没有改变，肾虚就在所难免了，治疗这种黄褐斑就要针对"树根"了，要补肾，具体说是补肾阴。

中医古籍中有很多药物后面注明是"使人面白"，不懂中医的人一看这个注释就买来把它们敷在脸上。事实上，这种能使人面白的药物一般都是补肾阴的，这个"使人面白"其实还有"使人肥"的作用，而且这个增肥的作用是皮肤变白的前提条件，同时也提示，这种"使人面白"的药物治疗的人大多是偏瘦的，而且在一定程度上是因为偏瘦而皮肤、色斑更容易发黑。

所以对黄褐斑的颜色发黑的人，祛斑的过

> 阴虚实际上是对身体的有形物质，比如阴津、阴血消耗过大的结果，如果不把这种病态的消耗制止住，不把消耗掉的阴津、阴血补充足，不仅消瘦不能改善，色斑也很难淡化。

程就是滋阴补血的过程，在某种意义上也是增肥的过程，适合用的就是大家非常熟悉的六味地黄丸，还是那句话："瘦人多阴虚"。

六味地黄丸是中医补阴药的鼻祖。前面说了，任何器官的慢性病变都会累及中医所说的"肾"，导致肾虚，所以六味地黄丸在现在可以是糖尿病、慢性肝炎、慢性肾炎、甲状腺功能亢进等很多慢性病患者长期服用的辅助药，因为这些疾病很容易使患者变成肾虚，必须把虚损的肾阴补上，树根强壮了，才能使树叶繁茂，树干挺拔。用它来治疗黄褐斑也是这个道理，发黑的黄褐斑其实就是肾阴虚人长期虚损状态的外在表现，虚损补上去了，人就会变得丰满圆润一点，色斑也就减轻了。

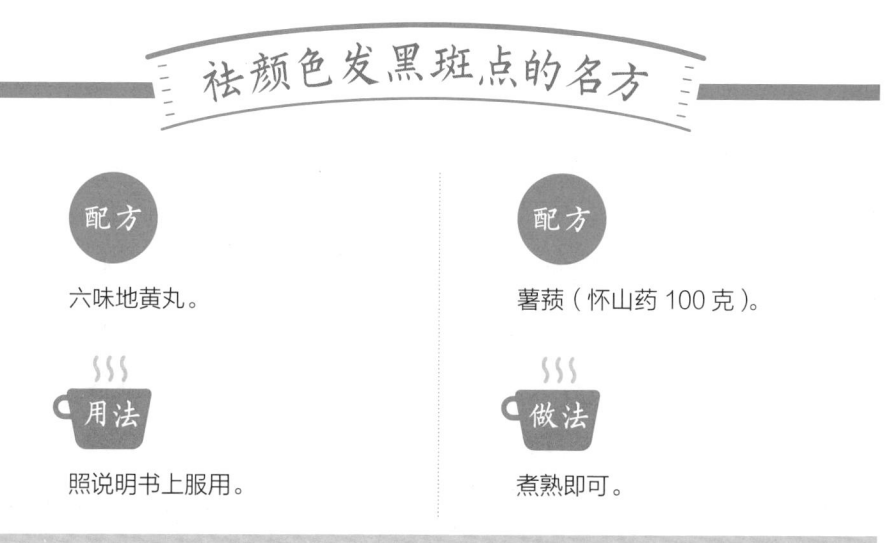

祛颜色发黑斑点的名方

配方

六味地黄丸。

用法

照说明书上服用。

配方

薯蓣（怀山药 100 克）。

做法

煮熟即可。

这种黑瘦又有斑的人，久服山药后会变得润白丰腴。因为从成分上看，山药含有一种叫作"二硫酚硫酮"的物质，它能减少黑色素形成过程中所需的酶，由此抑制皮肤色素斑的形成，这就是入肾经的山药能美白的现代医学证据。

从中医角度说，山药除了入肾经，还入脾经，就是因为兼顾到了脾，所以山药才会被用作著名的薯蓣丸的主药，薯蓣就是山药。

薯蓣丸是中医"补虚第一方"，是东汉张仲景专为"虚不受补"之人定制的。

与此同时，山药还能滋脾阴，可以治疗舌苔很少，吃点东西就胃里难受的脾阴干涸之人。这种人，别说补药了，可能连普通的饮食都难以吸收，治疗起来自然更困难，而山药不仅能兼顾到病弱的脾气和脾阴，还能补亏空的肾，就是这个原因，民间才有"山药赛人参"的说法。

山药的品种很多，补益效果最好的是怀山药，也就是我们说的"铁棍山药"，产于河南焦作，因为焦作古称怀庆府，怀山药由此得名。

山药的吃法很简单，蒸熟了当主食或者零食吃就可以。需要注意的是，要吃够量，因为山药是药食同源的，性质平和，而且没经过加工浓缩，必须足量才能保证药力。一般情况下，每天最好吃够100克，因为在很多名医给病人开的方子中，干的山药都会用到50克。

但是有一点必须清楚，这种已经伤到了"肾"，伤到"树根"的慢性病问题，不可能期待今天吃了六味地黄丸，过两天色斑就淡了，要允许身体有修补的时间，所以一般要吃1个月才可以看到疗效。而这种肾阴虚的体质，不坚持3个月，是不可能有根本改变的，一蹴而就的速效心态不可能让你从根本上祛斑。

3 —— 除皱

长皱纹是因为
你的身体不会用水

皮肤从外到里分为表皮、真皮和皮下脂肪，其中的真皮类似于皮肤的"骨架"，其中包含了胶原蛋白、弹力蛋白和其他纤维。皮肤是不是光滑，是不是有弹性，基本上是这一层决定的，"骨架"挺立，皮肤的状态就好，没有皱纹。

很多人年过四十仍旧皮肤光滑，你去看这种人，首先她们有相对健壮的体质，气血充足，蛋白修复功能很好，即便劳累了、生病了、蛋白质消耗过大了，也可以通过饮食和睡眠尽快恢复，所以，她们的皮肤就显得年轻，这是其周身状态的表现之一。

要想彻底美容，就要提升这种整体能力，我们熟悉的补中益气丸的创制人，金元时期的名医李东垣的补脾大法，就可以帮你实现这个目的。

一天要喝八杯水

30 岁的女人买化妆品,大多关注其中的"防皱""抗皱"功能,其实,一般情况下,皱纹从 25 岁就开始出现了。

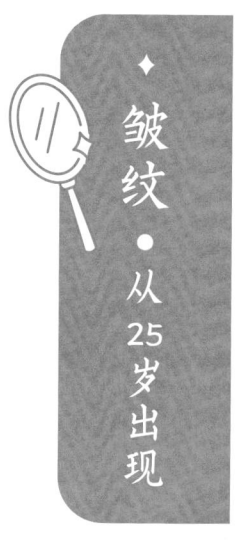

皱纹·从 25 岁出现

25 岁左右:眼角可能出现浅小皱纹、眼袋等。

30 岁左右:额部皱纹加深增多,外眼角出现"鱼尾纹",上下眼皮出现不同程度的皱纹。

40 岁左右:鼻唇沟会加深,口角出现细小皱纹,颈部皱纹也跟着显现出来。

50 岁左右:眼袋加深并出现下眼纹,上下唇也出现皱纹。

60 岁左右:全颜面弹力下降,颜面皱纹加深。

虽然皱纹是迟早要生的,但靠自己的努力,有一些问题是可以延缓的,比如发生在表面的细小皱纹。具体说,就是因为缺水或者日晒导致的皮肤表层的细胞萎缩产生微小皱纹。

贾宝玉说,"女人是水做的。"这话不假,其实人都是水做的,只是女人更甚,因为人体的 70% 都是水分,身体的所有新陈代谢要在水环境中进行,只要失水,代谢就会出问题,功能就可能丧失,皮肤尤其如此。所以,不管是皱纹还是色素沉积,发生的前提都是皮肤缺水。因此,任何一位皮肤科医生在讲到皮肤保养时,首先要说的就是保水,其中包括皮肤局部的保水和全身的补水,而后者往往是误区最大的地方。

"渴了才喝水"是很多人的习惯，特别是年轻人、职场人，忙起来一天都可能忘了喝水，这是常态，一般要渴得难耐才去喝。但是，人感到渴的时候，已经是身体缺水到了一定程度。血液的渗透压在缺水时是要增高的，也就是血变浓了，变稠了，这个变化会被"汇报"给大脑，从而产生"渴了""想喝水"的感受。

　　前面说了，水是所有器官功能的保证，一旦你缺水到了血液的渗透压都升高的时候，身体已经开始向重要器官调运水分了。具体地说，就是将皮肤这种相对次要的器官的水分，"贡献"或者"调拨"给心、脑、肾等与生命攸关的器官。

　　也就是说，在你感到口渴的时候，你的皮肤早已经缺水了，因缺水导致的皮肤损害，在你忘记喝水的时候已经在偷偷进行了。所以，喝水不能以口渴为标准，而要定量、定时，特别是你很在意皮肤状况，一天到晚找保水办法的时候。

　　一般情况下，人一天应该喝水 2500～3000 毫升，这里面包括了吃饭时的汤和水果中的水，去除这些，一天保证喝 2000 毫升的水是必需的，这是底线了，也就是我们常说的"一天喝八杯水"。

　　喝的时候最好定时，这样能保证水分的有效利用。一般情况下，每天清晨起床后、上午 10 点左右、下午 3～4 点、晚上就寝前，这 4 个时间段是"最佳饮水时机"。如果这一天出汗较多、运动了或是洗澡、做桑拿了，更要及时补充水分。这样做，至少避免了心、脑、肾等重要器官从皮肤抢水的问题。

　　至于喝什么水，其实没太多讲究，水的味道、成分也不过是为了督促你喝够水。如果你是个胖人，茶水就更好，茶叶本身的消脂功效也可以兼顾到，补水的同时减肥。咖啡也不错，特别是不加糖和伴侣的纯咖啡，糖和伴侣都会增加额外的能量，而咖啡是可以加快人体代

蜂蜜补水

配方

一两勺蜂蜜，一两片柠檬。

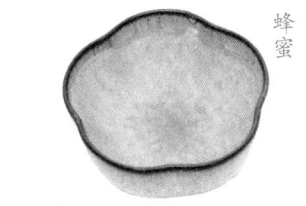

蜂蜜

做法

用温水把蜂蜜调开，一次一两勺，可以加一两片柠檬提味。柠檬是酸的，中医有"酸甘化阴"的理论，柠檬的酸和蜂蜜的甘相加，可以更好地增强补水效果。这两杯蜂蜜水最好分别在早上和中午喝，使它的补水作用有个"接力"。

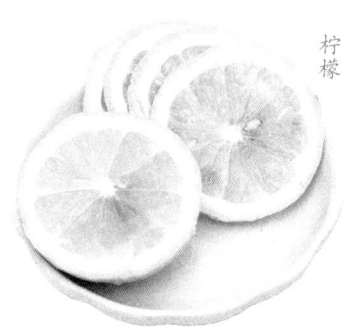

柠檬

谢的，可以帮助动员你体内的脂肪燃烧出去，每天上午和下午，可以喝两次纯咖啡，确实有减肥的效果。

如果你是个瘦人，可以喝蜂蜜水，至少让这 8 杯水中，有 2 杯是有蜂蜜的，润燥的同时也能补充糖分。市面上有很多蜂蜜，补水滋阴效果都差不多，只要是正规商店销售的就可以。

春天，给干燥的皮肤喝点"麦冬乌梅茶"

这样喝水补水之后，很多人的口渴问题、皮肤干燥问题解决了，但也有特殊的，她们总觉得渴，总喝水，但是仍旧感到口干，在口干的同时皮肤也是干燥的，脸上一看就不水灵，即便还在盛年，即便每天做面部补水的功课，仍旧因为缺水有细小皱纹。这时候就要分析内在原因，首先要看她们是真的缺水，还是缺少将喝进去的水合理利用的能力。后者是多见的，尤其是身体一向虚弱的女性，她们养护皮肤前，其实更应该养护身体，否则局部补水只能是暂时的"表面功夫"，皱纹、粗糙还是避免不了。

我讲课的时候遇到很多人，她们口渴的问题已经严重到了夜里睡觉都得在床边放暖壶，因为夜里被渴醒好几回，要喝好几次水，这显然是病态了。这种情况，我会嘱咐她们看看是不是有血糖问题，先去查个血糖。即便有的人只有30多岁，如果她的父母都有糖尿病，她就可能很早发生糖尿病，而且现在的糖尿病未必马上出现消瘦、胃口特好等典型症状，有时候没有其他症状，就是口渴，很多人会把它误认为天气干燥所致而不重视，以致拖延了诊治时间。

如果血糖没问题，这个人本身偏瘦，那就有点阴虚的可能了，这种情况的口渴我一般都推荐用麦冬乌梅茶，如果不把她们的阴补足了，口渴和皮肤的干燥就解决不了。

麦冬味甘，滋肺胃之阴，乌梅是酸的。中医有"酸甘化阴"的理论，就是说，酸味和甘味的东西配合在一起，可以转化为阴液，这个

麦冬

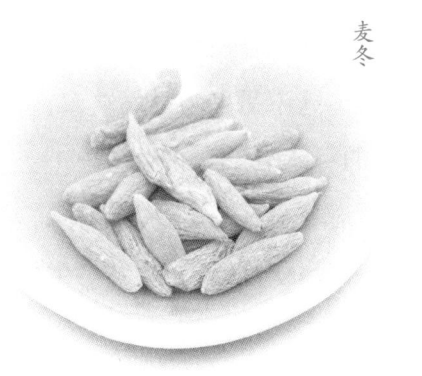

乌梅

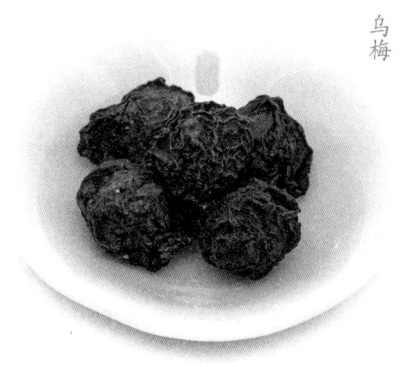

阴液也能上荣到面部，皮肤的缺水问题就解决了。体质平素就阴虚的人，或者是春天干燥的时候，这个茶应该是很应季的。因为春天的干燥和秋天不同，春燥偏热，这正是一年阳气萌生阶段，阳气可以助燥，更加重干燥，所以皮肤干燥在春天会比秋天严重。这时候，原本就体质偏瘦的女性不妨将其当成自己的常规饮料，因为好喝，所以可以诱惑你经常喝水，在口渴缓解的同时皮肤也不那么干燥了，这意味着周身的干燥问题也在减轻。

顽固性口渴的人，该吃附子理中丸、金匮肾气丸、补中益气丸

很多人喝了麦冬乌梅茶也无效，她们在渴的同时，看上去体质偏于虚寒，比别人怕冷，脸色发白而且干枯。按理说，虚寒的人应该不喜欢喝水，只有热性体质或者热性病的人才会因为身体里的热把水分蒸干了，而去饮水"灭火"以自救。

这种人还有一个问题，就是喝多少，尿多少，夜里要几次起夜，这就是典型的气虚了。因为气虚，那些不能及时代谢出去的水，停在体内蓄积继续折伤阳气，阳气越虚，能滋润上焦的津液越少，所以她们才总觉得渴，归根结底是喝进去的水不能为身体所用，表现在感受上是口渴，表现在皮肤上就是干燥。但是，这不是因为她们缺水，而是缺少化水为云、化水为用的阳气，自己的身体不会利用水了。

在自然界，云雨均匀的地方，必然生态环境好，植物茂盛，因为天地之气交会得好。云、雨就是天地之气交会的结果，是自然的生机，人体也类似于自然，所谓"天人合一"嘛。中医讲，"太阴所至为化，

为云雨"，就是说，太阴脾土是主管气血的生化的，脾气最终要将吃进去的食物、喝进去的水，化作人体需要的"云雨"，云雨蒸腾在上，面部的皮肤就湿润了，口腔也不干燥了。所以，这种顽固性口渴的人，一般都有脾虚的问题。

而中医的任何一个脏腑如果虚到极致，都会影响到肾，这也是中医的"肾"，这种人最后往往是"脾肾阳虚"。肾是身体的动力之源，能源基地。肾虚的人，形象一点说，就是身体的火力不足，吃的喝的都

中医的脾首先包括消化系统，还包括人体的正气。中医讲，脾是"后天之本"，一个消化功能很差的人，体质肯定好不到哪里去，即便他原来有个不错的先天，也经不起日积月累的消耗，体质逐渐地就会变弱，成为脾虚的人，这种人怎么可能有好的肤色和肤质？

不能被燃烧、被利用，身体成了一个"绿色通道"，营养物质都"酒肉穿肠过了"，皮肤干燥、口渴之类就是这种失调问题的表现。所以，要改善这种人的肤质，关键要将喝进去的水用到皮肤上，通过补脾肾，把身体的"火"燃得旺一点，喝进去的水才能蒸发到头面部。

其实，仔细问一下这样的人就会发现，这种人喜欢喝水，只是喜欢喝热水，因为体内阳气不足，本能地想在热水中吸取有限的热量，这个特点就足以说明她们必须用温热的药补一补，以助脾肾之阳。

我见过一个离休干部，高热多日不退，西医的抗生素、中医的清热药都用过了，后来请了个名中医会诊。名医发现这个病人喜欢喝水，而且是从暖壶中直接倒出来的开水，就凭这一点，他认定这个病人其实是大寒的，虽然在发热，但内里有寒，所以最后用了补脾肾的热药，而不是之前医生用过的去火清热的寒凉药，才把高烧退了下去……

能透过看似属于热性的疾病症状，看清其寒性的实质的医生应该是高手了。很多病之所以难治，很多问题看似简单但始终无法解决就是没抓住实质，在美容上更是如此，面子功夫其实是要以身体做底的，皮肤不好、气色不好，其实关键是身体的气血不旺，这个治疗奇特病例的成功之处，应该能给在俗套中梦想美容的人一个提示。

老年人总是容易口渴，身体偏虚的女性很多也和老人一样是气虚、阳虚体质，往往是因为阳虚，无力化水为气才渴的，如果遍求诸方无效，很多温补的药物是可以活用，做她们专有的"润肤剂"的。比如汉代张仲景的附子理中丸、金匮肾气丸，李东垣的补中益气丸，这些现在药店里能买到的，也都是温补的药物。

如果你是一个典型的阳虚、气虚之人，会有以下身体症状：

阳虚气虚

1. 自己照镜子看看舌头，舌质颜色很淡。
2. 舌头两边有牙齿的印痕，舌苔白，苔上面含水多。
3. 比其他人怕冷。
4. 吃凉东西或者着凉就会腹痛，甚至拉肚子。

坚持吃温补脾肾之阳的药物，就会感到身体逐渐温热，口渴减轻，皮肤也润泽了。它们不是直接作用于皮肤，但是可以使身体的水分上升到皮肤，是能解决根本问题的保湿剂、美容剂。

皮肤干燥，喝五汁饮

上面说的补气补阳的药物，一般需要有明确的症状，比如怕冷、夜尿多、口渴但喜欢喝热水，要具备阳虚或者严重的虚寒症状才适合吃。有时候，虚寒还没严重到需要吃药的程度，这时候，凭借很多食物也可以防微杜渐，将影响皮肤的问题从端倪克服，比如生姜，就是女人离不开的东西。

俗话讲"上床萝卜下床姜"，又讲"冬吃萝卜夏吃姜"，这里指的都是普通人。之所以"下床吃姜"，是为了用姜抵御白天活动时遇到的寒气，而寒气是女人的大敌，受寒可以导致气血瘀滞，影响营养物质对皮肤的供给。之所以夏天吃姜，是因为夏天有湿，湿气同样是美容的大敌，很多痘、癣、疹子都是以湿气做基础而发作的，夏天吃姜是要借助姜的温化作用祛湿。脾胃虚寒是女人很常见的体质，她们就更应该吃姜了，通过姜相对柔和的温性，逐渐改变虚寒体质，增加阳气的蒸腾能力，使喝进去的水液尽量被人体所用。

说到补水润燥，人们喜欢吃梨，喝"银耳冰糖梨水"。但是要注意，这里面全是凉性的食物，如果是秋天，这个人在燥的同时原本是脾胃虚寒的体质，就要慎重了，因为秋天人体的阳气渐弱，这样的凉性食物吃多了会遏制阳气，反而使补充进去的水液不能为身体所用，达不到补阴的初衷。这时候，如果加点姜就可以避免这一弊端，通过姜的温化，使所补之阴能为身体所用。我们有一种传统食物，"姜汁菠菜"，菠菜是凉性的，可以滋阴，之所以民俗中吃菠菜要用姜来调味，就是为了遏制菠菜的凉性而发挥其润燥作用。

中医有个名方叫"五汁饮"，是温病学鼻祖吴鞠通记录在他的《温病条辨》里的，当时是开给温病病人的。温病就是以发热为主要症状的传染病，是过去南方地区常见的流行病，类似于现在的流行性感冒。这个药是用麦冬汁、芦根汁、荸荠汁、藕汁、梨汁组成的，取的都是有汁液的鲜品，针对的是高热之后，人体津液受伤乃至出现阴虚症状的人。这时候人会口渴难耐，而且浑身上下，从鼻腔、嗓子到皮肤都有燥热的表现，其对发烧有善后作用，自然也可以用于春秋干燥季节、皮肤干燥的人。

但是需要注意一点，如果是本身比较虚弱，平时吃凉的容易胃不舒服的人，即便有高热之后的干燥，或者自己因为天气的原因周身干燥了，或者是这种干燥发生在秋天，想用五汁饮来润燥保湿的时候，一定要加一点姜汁，用姜的温性制约一下五种鲜品的凉性，避免在补阴保水的时候再伤寒凉，乃至影响了阳气的运行，那样的话，即便补进去阴津液也无法被身体皮肤利用。

不要小看寒凉药物或者食物对阳气的影响，严重的时候它们会导致脾虚，引起寒湿蓄积。比如有的人总是睡不醒，睡了也不解乏，整天疲惫不堪，甚至很多年纪很小的孩子也这样，家长觉得很奇怪，人家孩子都欢蹦乱跳地折腾，就他家的孩子偏偏安静得出奇，而且爱睡觉，家长都担心是不是大脑发育出了问题。让伸出舌头看看，一般会发现舌苔很白、很厚腻，问他的感受，他往往会说身体发沉，头的感觉是蒙蒙的，不清醒，看他的面色，总像是洗不干净，暗淡、发锈，这就可能是寒湿困脾了，往往是性质过凉的食物或者药物削弱了脾气。

一旦因为天气或饮食再增加寒凉，已经虚弱的脾气就被困住了，于是就出现了寒湿导致的一系列问题。

在寒凉的食物中反佐一点姜，在平时生活中多吃一点姜，可以不断地化解寒湿。

五汁饮

 配方

荸荠 10 个，藕半截儿，梨 1
个，麦冬、芦根适量。

做法

把荸荠、藕、梨榨汁，将麦冬、芦
根煎汤后与鲜汁兑在一起就可以
了。（自己制作五汁饮的时候不必
全方照搬，因为现在不容易找到鲜
的麦冬、芦根，这两味药可以到药
店买干的代替。）

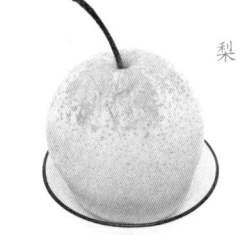

梨

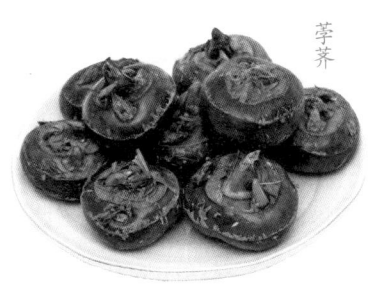

荸荠

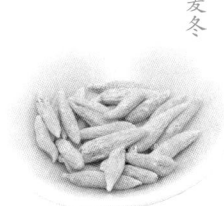

麦冬

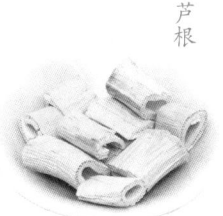

芦根

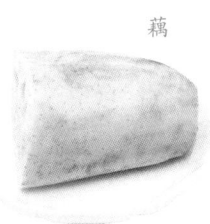

藕

不缺 "结合水"，皮肤不干不皱

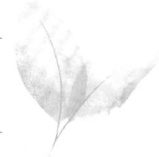

我们常感叹好皮肤能"吹弹可破""肤如凝脂"，这种状态一般都
是年轻人，处于青春期。因为年轻、身体好的时候，皮肤的保水能力

很强，水能更多地停留在身体里，而且停留在合适的部位，这个人才会因水嫩而显年轻。

我们平时喝进去的水，只能给皮肤表层补水，对皮肤干燥皱褶的改善，只到很表浅的程度，这种水叫"自由水"，是可以自由进出身体，随小便排出，随汗液蒸发的。所以，喝水少，皮肤肯定差。

为了保证皮肤不缺水这个基础目标，一般情况下，除了吃饭喝汤、喝牛奶，每天单独喝水的量应该在 1500 ～ 1800 毫升，是 3 ～ 4 瓶矿泉水的量。如果你能保证这个量，第一，皮肤能保持基本的湿度；第二，大便也会畅通，反过来也有益于皮肤。

除了喝够水，面膜也有一定效果，但这个发生效果时间需要把握。我时常说：敷面膜最好的时间，是马上去和男友约会，去面试之前的两小时，因为面膜的保湿作用最多持续两小时。

敷面膜之后，面膜中的水迅速让皮肤的角质细胞喝饱，就像我们平时吃木耳，要提前用水发一下，干木耳吸饱了水就胀大了，但泡发的木耳如果不吃，放在那一会儿，它又会变回干木耳。

> 面膜的作用就是把皮肤外面特别容易干燥的角质层临时"泡发"，它含水多了，皮肤看上去就水嫩。

如果你揭掉面膜后没有马上保湿，水分在一两小时后就蒸发得差不多了，皮肤又会被打回原形，除非你一张接一张地贴面膜。这不太现实，而且很多人喝水不少，面膜没少用，但皮肤照样干，照样因为干燥而起皱纹，这是因为她们缺一种深层次的水——"结合水"；"结合水"充足，才是皮肤不干不皱的关键。"结合水"不会因为你喝水多而增多，也不会因为面膜敷得勤而增多；决定身体里"结合水"多少的，是你的年龄和身体状态。

我们到超市买肉有经验：鲜的、嫩的肉，看着就水灵的，有弹性，但怎么攥也攥不出水来。因为这种肉中的水，被蛋白质牢牢地抓住了，所以才叫"结合水"，"结合水"越多，肉就越嫩。什么样的肉才会这样呢？一定是羔羊肉、童子鸡之类的，总之得年轻。

换在人身上也一样，年轻，或者虽然上了年纪，但能保持年轻的状态，皮肤中的"结合水"也会多，皮肤就会水嫩有弹性。反之，如果你未老先衰，蛋白质已经抓不住水了，就算再喝水，皮肤照样干燥。

所以，想要给皮肤根本保湿，绝对不是做表面文章能解决的，必须增加"结合水"。这就还得说到补肾的药，因为肾就像大树的树根，补肾就是往树根浇水、施肥，而喝水、敷面膜，只相当于给树叶喷水，有水的树叶马上就滋润了，但坚持不了多长时间。只有能补肾的食材，才能从根本上深层补水，让身体的蛋白质有抓住"结合水"的能力，你的皮肤才可能吹弹可破。这就是为什么杨贵妃吃阿胶而不是吃银耳，因为阿胶入肾经，能给树根浇水，而银耳只入肺经，最多是给树叶润润水。

中医说的肾虚，其实就是衰老。随着衰老，女性卵巢功能下降，肾虚时，雌激素分泌就不足了。雌激素除了保证女性的生殖功能，还有一个作用就是帮助皮肤保水，所以女性的皮肤比男性要水嫩。

从水的角度上讲，肾也至关重要。中医讲，"肾主水"，这个水既包括全身的水液代谢，也包括身体深层的水，比如"结合水"。肾不虚，人就不会提前衰老，雌激素就能充分发挥其保水作用，使你的皮肤至少可以和你的年龄相当。

很多女性的皮肤状态，是在她们看中医调月经的时候变好的，为什么会有如此"买一送一"的效果？因为中医调月经，其实就是调整内分泌，调整卵巢功能，雌激素的分泌正常了，肾虚化解了，与此相关的皮肤含水量也就恢复正常了。

肺有问题，比如肺阴虚的人，皮肤肯定干燥。如果想把肾这个树根吸收的水肥送到皮肤，就必须用入肺经的药物引导，也就是中医所称的"引经药"，比如百合、麦冬、沙参、玉竹、杏仁、葛根，它们有准确的"靶向效果"。

一来，这些中药都是润燥的；二来，它们都入肺经。尤其值得一提的是杏仁，因为杏仁是温性的，这一点对于皮肤的保湿非常重要。

> 身体好、火力旺的人，"无感蒸发"就强，这种人不会喝了就尿，大家一起喝茶或者喝啤酒，这种人肯定是最少起来方便的人，因为她们喝进去的水，从皮肤就代谢、蒸发出去了，根本轮不到从小便排出。

我们身体有一种"无感蒸发"的能力，就是在你没感觉出汗的情况下，身体会通过皮肤不断地由内向外蒸发热量和水分，皮肤湿润与否，很大程度决定于"无感蒸发"的强弱。

这个蒸发的过程中，她们的皮肤就在不断地由里而外地做"桑拿"保湿，蒸发越强，皮肤越湿润，越不容易干燥。这也是很多一掷千金为自己买护肤品的女人的不平之处：她发现自己的男朋友或者老公，可能一辈子也没好好洗过脸，没给脸擦过油，更别说用面膜了，但他们的皮肤状态却比她这个花了重金的人还要好。就是因为人家身体好，火力旺，"无感蒸发"强，等于天天自带"保湿机"，随时给皮肤做保湿补水。

之所以用杏仁，是因为杏仁的温性可以增加代谢力，增加"无感蒸发"。另外，杏仁能通便，因为杏仁油有润肠作用。中医讲，大便通了，肺气才能通，"肺与大肠相表里"，皮肤自然跟着受益。"肺开窍于皮肤"，我们总说通便能排毒、养颜，其实遵循的就是这个逻辑。

补水的药物

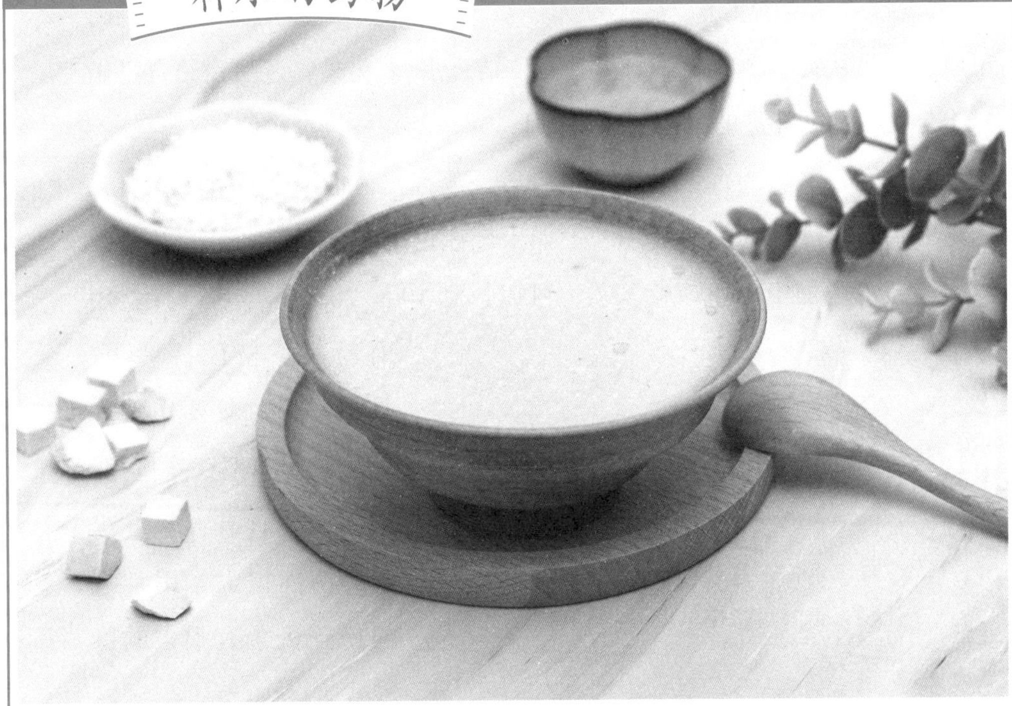

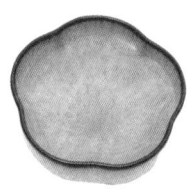
蜂蜜

配方

甜杏仁 10 ～ 20 克，糯米适量，山药粉或茯苓粉 10 克。

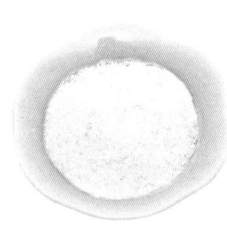
茯苓粉

做法

甜杏仁和糯米一起泡水后打碎成末，和山药粉或茯苓粉加水在锅里熬成糊状，加点蜂蜜或者冰糖。

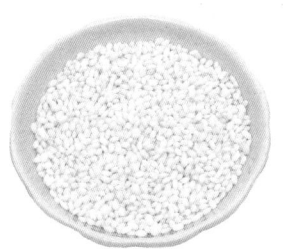
糯米

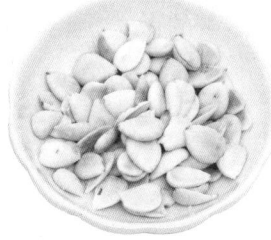
甜杏仁

所以，如果想让皮肤不缺水、少皱纹，可以每天吃 5 ～ 10 克阿胶，这是从肾这个深度给身体补充"结合水"。另外，还可以给自己做杏仁茶，帮助补进的水作用在皮肤上。

注意，这里的杏仁是甜杏仁，不是苦杏仁，也不是美国杏仁（就是我们当零食吃的"巴旦木"）。如果想让这个杏仁茶增加健脾补肾效果，还可以加山药粉或茯苓粉，可以加到 10 ～ 20 克，或者索性就用山药茯苓粉代替糯米，只不过这时候要用破壁豆浆机才能把茯苓打碎，因为茯苓含有大量纤维素，韧性很大，用常规的粉碎机会有很大的颗粒残留。

> 用山药茯苓粉代替糯米粉，不仅增加了润肤美白的效果，而且热量还低，因为纤维素是不能被吸收的。这样的杏仁茶甚至可以作为晚餐的代餐，更能经常吃，皮肤的改善就更快了。

清代朱彝尊的《食宪鸿秘》有关于"杏酪"的记载："京师甜杏仁，用热水泡，加炉灰一撮，入水，候冷，即捏去皮，用清水漂净。再量入清水，如磨豆腐法带水磨碎，用绢袋榨汁去渣，以汁入锅煮熟，加白糖霜或量加牛乳。"《食宪鸿秘》成书于康熙年间，也就是说，杏仁茶的制作在清早期就已成形。

到了袁枚的《随园食单》，略有变化："捶杏仁作浆，挍去渣，拌米粉，加糖熬之。"在杏仁之外还加入了米粉，两者掺在一起，再加糖熬制。末代皇帝溥仪胞弟溥杰的夫人嵯峨浩女士在《食在宫廷》一书中，记载了杏仁茶的做法，与《随园食单》的方法一脉相承，大致也是杏仁与米粉按照 1：2 的比例熬制。

梅兰芳的去皱秘诀：每天用石斛泡茶喝

因为干燥导致的皱纹，分两种：一种是浅的，一种是深的。我们日常美容方法能左右的是浅层皱纹，比如敷面膜、去死皮。

"死皮"就是死去的角质层，这些角质层去掉后，因为角质层干燥产生的浅层皱纹也就消失了，皮肤会明显变嫩，甚至像煮熟的鸡蛋一样白皙。

但是，角质层是保护皮肤的，如果这个保护被频繁地去掉，皮肤就要直接承受每天的风吹日晒，这会加重皮肤的损伤。更重要的是，深层皱纹的形成不是角质层干燥这么简单，而是角质层下面的胶原蛋白和透明质酸不足了。

胶原蛋白充足是皮肤有弹性、没皱纹的关键，而且当日晒严重时，胶原蛋白还会跑出来"维稳"，阻断黑色素的转化。所以，皮肤干枯、有皱纹的人，也较容易长斑、变黑，而皮肤弹性好的人，就算晒黑了也不容易留下斑点，这就是拜胶原蛋白所赐。

但是，随着岁数增长，风吹日晒与日俱增，皮肤也是有使用年限的，胶原蛋白会逐渐断裂；胶原蛋白是皮肤的架构支撑，架子断了，面子自然就塌了。

还有一个东西和胶原蛋白同等重要，它决定了皮肤的保水能力，这就是透明质酸。透明质酸的价值就在于它能吸附比它体积大很多倍的水，是吹弹可破的物质基础，只要透明质酸减少了，皮肤的携水能力就下降，就会出现皱纹。所以，要想皮肤不干燥、没皱纹，呈现逆龄状态，肯定是胶原蛋白、透明质酸越多越好。

那么，是不是拼命吃猪蹄、猪皮之类的食物就能解决胶原蛋白不足的问题呢？不是！猪蹄、猪皮确实富含胶原蛋白，但无论是胶原蛋白，还是任何一种蛋白质，我们吃进胃里，马上就会被胃酸分解成氨基酸，这样才能被身体吸收；吸收之后，身体再根据自己所需，重新合成蛋白质。

> 这些来自胶原蛋白的氨基酸，在合成身体所需的胶原蛋白时，还必须有足量的维生素 C，如果维生素 C 吃得不够，再多的氨基酸也合成不了你需要的胶原蛋白。

而且就算合成了胶原蛋白，这个胶原蛋白是不是能贴在脸上也很难说，因为我们的关节、软组织都需要胶原蛋白。至于透明质酸，现在已经有了可以口服的产品，但很不稳定而且盗名者众多，效果难保证。

其实，在这些美容新概念出现之前，中国人早有了自己的保水去皱的办法，而且有确凿的疗效和证据。就此举两个例子，一个是杨贵妃，一个是梅兰芳。

大家都知道，杨贵妃是中国四大美人之首，很多诗词都有对她美貌的描绘，比如白居易写的诗中说她"肤如凝脂"，有一首唐诗更具体透露了杨贵妃美容秘诀："暗服阿胶不肯道，却说生来为君容"。有人问杨贵妃："你吃了什么才能这么漂亮，肤如凝脂？"杨贵妃说自己天生为皇帝长的，什么都没吃。事实上她一直偷偷地吃阿胶。

唐代的美容技术肯定没有现在发达，但也能充分满足贵妃的要求。为什么杨贵妃会独选阿胶，而没选其他的名贵药物或补品？

再比如梅兰芳，著名的京剧大师，到了六十岁还能唱旦角，他是靠什么保持音色和面容呢？梅兰芳大师有个习惯，每天用石斛泡茶喝，为什么唯独石斛能入选？

因为石斛和阿胶一样，都是入肾经的。

现在研究发现，入肾经的药物，很多可以直接作用在皮肤中的成纤维细胞上。

我们前面说的胶原蛋白、透明质酸，包括表皮生长因子，这些和皮肤的润泽、皱纹相关的东西，都是由成纤维细胞分泌的。所以，成纤维细胞就像皮肤各种成分的"根子"，如果这个根子不稳了，细胞老了，胶原蛋白、透明质酸之类的"枝叶"自然就要受累。

日本东京药科大学曾对阿胶做过实验，结果发现：阿胶可以促进皮肤透明质酸的形成，能让成纤维细胞的分泌更给力，而且这个效果，比当时日本女人特别流行的，用来美容的鱼胶原蛋白、猪胶原蛋白都要好得多！

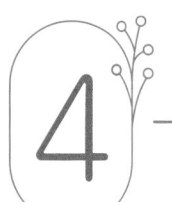

4 —— 紧致

精致的线条在于
身体内部的抗衰老

有句话说，"没有皱纹的祖母是可怕的。"其中暗含了一层含义：人造的青春是缺乏真实的美感的。人可以通过拉皮手术把面部的皱纹拉掉，但是不可能改变的是面部线条不再紧致，脸开始变形了，比年轻时要显得浮肿。所以现在针对 40 岁女性的护肤品都在推广使皮肤"提拉紧致"的概念。事实上，这通过皮肤的外在护养是很难做到的，因为女人皮肤变得不紧致可能是一种疾病状态，也可能是真正衰老的开始，所以要想保证精致的线条，必须从抗衰老做起，甚至从治病开始。

女人变老，面容先胖

大家熟悉一种病，叫"甲亢"，全称是"甲状腺功能亢进"，这种病女人得的多。从外观上看，这种人普遍消瘦，脾气暴躁，神经质，严重的时候是精瘦精瘦的，眼睛也显得突出。她们的面部倒是不会松弛，但会因为身体缺少水分，整个人的曲线都变硬了，因为脂肪和水液都不足，不能使女人的曲线保持柔美。

其实，还有一个和它相对的疾病叫"甲低"，全称是"甲状腺功能低下"，症状和"甲亢"是相反的。首先，人变得臃肿、曲线模糊，特别是面部，显得不再紧致了，其他的症状当然还包括怕冷、容易疲劳，甚至周身都变得臃肿，人的反应也迟钝了，总之和"甲亢"的症状截然相反，它的病因也是出在甲状腺上，而且"甲低"发生的机会要多于我们熟悉的"甲亢"。

现在的调查显示，40岁以上的女性，有10%的人有"甲低"的问题，这是个很高的发病率了，但是因为这个病没有"甲亢"那么显著，那么为大家熟知，所以很多人得了"甲低"很久都没意识到，只是发觉自己比以前胖了，臃肿了，皮肤不紧致了，显老了，但是不知道，这已经是一种病了，怎么可能通过抹护肤品来改善呢？

甲状腺是一个蝴蝶形的小器官，仅6克左右，位于脖子的气管前，正常情况下，用手是摸不到的。甲状腺激素分泌多了，人就亢奋，身体就因为消耗而消瘦，

> 甲状腺产生两种激素——甲状腺素和三碘甲腺原氨酸，这些激素可以调节人体的代谢，人身体上的生老病死、心理上的喜怒哀乐都与甲状腺有关。

就是"甲亢"；分泌少了，人就消沉，身体则会因为代谢能力不足而臃肿、发胖，皮肤也总是凉凉的，很粗糙，缺乏弹性，这就是"甲低"。

遗憾的是，人们会把这些变化，特别是因为"甲低"出现的症状，归结为上有老下有小的生活压力，归结为上了年纪，归结为中年发福，

或者只是在化妆品上做文章、找办法，没觉得自己的皮肤出问题，因此贻误治疗时机。面部变松弛是疾病的问题。

一定不要小看"甲低"，它不只使你皮肤不紧致，到了重度时情况是很吓人的，会出现"黏液性水肿"面容，就是我们说的脸变得浮肿，睁眼都费劲，而且皮肤变得粗糙，头发脱落，甚至眉毛都受到影响，1/3 出现脱落。表情会很淡漠，原来很机灵的人，变得对事物反应迟钝，要么就总觉得困，嗜睡，要么就是失眠，不想吃东西，大便还秘结，做点事情就觉得气短乏力，性欲也会明显减退。

所以，女性在 35 岁以后，应该每隔 5 年抽血检查一次甲状腺激素水平，防止"甲低"这个无声的杀手侵害。如果患上了"甲低"，就可以治疗，这是比"提拉紧致"的护肤品更有效的美容办法。

如果你在回答下面的问题中，有 5 项或 5 项以上为"是"，有可能你患有"甲低"，请找内分泌专科医生确诊。

☐ 感到疲乏，常常犯困，体力和精力不足。

☐ 大脑思维迟钝，注意力很难集中，记忆力下降。

☐ 体重增加了。

☐ 皮肤变得干燥，指甲变得很脆、灰白，易折断。

☐ 常常觉得冷（即使其他人觉得很舒服的时候也是如此）。

☐ 情绪低落，抑郁。

☐ 代谢慢了，有时还会便秘。

☐ 肌肉和骨骼僵硬疼痛，手感到麻木。

☐ 血压增高或心跳变慢了。

☐ 胆固醇水平增高了。

一旦是"甲低"，终生要治疗

一旦确诊"甲低"，治疗并不困难，只是可能需要终生治疗，不能间断，每天需要吃一片药，而且每年最好到医院去检查一两次，查一下自己补充的甲状腺素的量够不够、合适不合适。因为随着年龄的增长，青春期、妊娠期、老年期对甲状腺素的需要量是不同的，在特殊的时期是需要做稍微大一点的调整的。

"甲低"和"甲亢"不同，虽然"甲亢"也没有治愈这一说法，只能是缓解，有的人一生会复发很多次，但一般要在复发时再开始治疗，平时不用吃药。但"甲低"不同，"甲低"了以后，你的甲状腺细胞被破坏了，这个功能没有了，再也找不回来了。所以需要终生补充外源性的激素进行替代治疗，否则会感觉不舒服，包括疲倦、臃肿也会出现，所以这种替代是终生性的。就像得了1型糖尿病的人一样，他们必须终生使用胰岛素，每次吃饭之前都要打，因为他们的胰岛没有分泌胰岛素的功能了，必须借助外力。

中国人有"是药三分毒"的说法，总觉得药物能不吃就不吃，能少吃就少吃。这个道理宏观上是对的，但也要具体问题具体分析，对缺乏胰岛素，缺乏甲状腺素的人，胰岛素或甲状腺素必须要终生补充，这不牵扯到毒的问题，也没有产生依赖性的可能，因为你本身已没有这种功能，补充进去的是你身体本可以自己合成的生物性的东西，而且正好是你身体所需要的。

引起"甲低"还有一个原因，就是过去食物中的碘缺乏，由此造成甲状腺不能正常工作。但现在这个问题基本上不存在，在大城市，我们的食盐加碘已经有过之而无不及。因为缺碘带来的"甲低"，至少在大城市是少见的。

"甲低"的人还是可以多吃含碘食物的，最简单的就是海带、紫菜，所以如果有人说，海带、紫菜是抗衰老、美容的，我倒是可以从它们改善"甲低"的角度相信这个说法。

现在的问题是，有些人，当然是40岁以上的女性，虽然有水肿、臃肿的问题，觉得自己像"甲低"，但去医院检查却没发现问题，这种情况也不要掉以轻心，因为还有一种情况是"亚临床甲状腺功能减退"。虽然这时候甲状腺激素尚在正常范围，但上一层的神经系统，就是能促进甲状腺素分泌的"促甲状腺素"，已经出现异常了，它早晚要殃及甲状腺素的分泌。一般情况下，这种暂时健康的状态可以维持2年左右，之后就有可能进入真的"甲低"行列了。

这种所谓的"亚临床"情况在生活中常见，有的人睡了一夜觉醒来，突然发现自己的大脚趾红肿热痛，而且怎么也回忆不起前一天有扭伤的历史，这种情况你如果去医院，就不要去骨科了，而应该去内科。这种莫名其妙的脚趾问题大多是痛风的典型首发症状，是痛风石沉积在脚趾的结果，这不是骨科的病，而是内科的病，甚至更细分的话，是代谢性的疾病。但我也遇到过一个这样的病人，脚趾红肿得和痛风发作时无二致，去检查尿液，尿酸却是正常的。我嘱咐她过一段时间再来，结果在3个月后，终于发现了痛风的特异性指标血尿酸异常了。

造成这种问题的一个原因是，人体的功能变化要早于器质的变化，而医院仪器能发现的一般都是已经成了事实的器质性改变，而功能期的变化，只能靠病人自己提高警惕。另一个原因就是无论是臃肿者自己，还是医生，思维都受牵制，比如"甲低"，虽然发病率不低，但早发现的很少，就是因为医生对这个病不熟悉，诊断的时候根本没往那上边想，更何况症状更不明显的"亚临床甲状腺功能减退"了。

我们总是说医院的分科太细影响疾病的诊断，其实，不是分科问题，而是医生的视野问题。北京人民医院耳鼻喉科的余力生主任是留德的博士，水平很高，有一天他接待了一个来看鼻子的病人。病人觉得自己是鼻炎，总是不通气，这位主任观察了一下就马上让他转到胸外科去，因为他担心病人的鼻子不通是由于胸膈里有了占位性病变压迫导致的，通俗地说，他怀疑病人的胸腔里长了东西。果不其然，胸外科的诊断证实了这位耳鼻喉科医生的猜测：纵隔肿瘤！他的鼻子感觉异常其实是肿瘤压迫导致的。如果是这种水平的医生，即便分科再细，一个以疲劳为前兆的疾病也会被抓到蛛丝马迹。

再说回"甲低"，既然它在 40 岁以上的女性中发病率高达 10%，那些指标正常，但症状上却有"嫌疑"的人，更要经常监测甲状腺激素的水平，预防"甲低"发生，这比花心思在皮肤表面的抗衰老上意义重大多了。

清晨眼睛肿，不是水喝多了

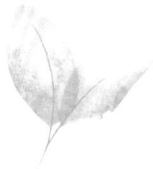

我认识一个朋友，她的脖子比正常人的显得粗，好像甲状腺有点肥大似的，所以经常被人问及是不是有"甲亢"。但是去医院查，指标是正常范围的上限，只是这个人精力比其他人都旺盛，性格很急，是个闲不住的人。而且她看上去比其他人年轻、有活力，即便遇到不顺利的事情，也能很快调整自己走出阴影，总之永远给人一种阳光的感觉。我就和她说，她这一切超常的年轻表现，其实可能就和她的甲状

> 如果你了解这个规律，从面容变得臃肿开始关注自己，可以将危及未来健康的问题及时控制住。

腺有直接关系。

甲状腺激素很像机体的"活力素"，类似中医里阳气的作用，也就是生命的生机。所以，"甲低"的时候有点像未老先衰，很多衰老症状都会随之出现，因为活力素分泌不足，导致火力不足，脏东西代谢不出去，首先出现的就是高胆固醇血症、高甘油三酯血症以及高 β - 脂蛋白血症，很多老年人才有的疾病，比如动脉硬化症、冠心病都提前到来了。

虽然面部不紧致是女性衰老的开始，但是有的女孩子没有不紧致和臃肿的问题，也时时会水肿，而且她们往往把这个问题归结为临睡时水喝多了，为此，晚上一点水都不敢喝。事实上，这种水肿和饮水多少没直接联系，问题还是出在激素分泌的平衡上。

本书中我讲过了，雌激素是女性女人味的前提，具体到皮肤，雌激素能保持其中的水分，所以雌激素分泌正常时，女人会显得年轻、滋润、水灵。但是如果雌激素的这个优点发挥过了头，水液的停留就要增加。比如没有原因的水肿，很多人视为"原发性水肿"。所谓"原发"，就是没有其他原因引起的，不是肾的问题也不是肝的问题引起的水肿，最后一般都归结为女性体内激素的分泌不均衡，比如雌激素多了，保水的优点发挥过了，就把人的皮肤从"水嫩"变成"水肿"了，但这至少说明你还处在雌激素分泌的旺盛期。

这种状态一般在月经来之前会出现，因为那时候雌激素分泌最多，所以月经前的女性会觉得自己不好看，眼泡是肿的，体重也会增加，如果是这种情况的水肿，倒可以在食物上找办法，比如红豆薏米粥、鲫鱼冬瓜汤，红豆、薏米、冬瓜都是利湿的，都有很好的消肿作用。

面部浮肿还有一个原因，是肺气闭住了，因为中医讲的肺是开窍于皮肤的。

我们都有这样的经验，感冒的时候面部的皮肤会有点浮肿，如果你还咳嗽严重，就会肿得更明显。很多人以为是咳嗽震的，其实是因为咳嗽是比感冒更为严重的肺气不宣，肿就是肺所主的皮肤被闭住了，水汽散不出去的结果。所以，要想减轻浮肿，除了前面说的增加水液代谢能力之外，还要保持肺气的宣发，如果是感冒了，自然需要吃解表药，感冒好了，身体轻松了，你会发现肿也消了。如果没有感冒，早上起来总有点肿，最好的办法是运动一下，养成每天晨练的习惯，比如慢跑一两千米，坚持下来，争取使自己能出点汗。人一出汗，肺气就宣开了，把水液封闭在体内的毛孔也随体温的升高而舒张了，水汽散出去，你的浮肿也就减轻了。

沿用了 2000 年的 "皮肤紧致剂"：五苓散

很多情况下，红豆薏米粥也好，鲫鱼冬瓜汤也罢，并不能解决所有原发性的水肿问题，特别是程度严重的时候，这时候就要求助于药物了。有个经典的方子可以使这种因为"甲低"或者未老先衰的女人皮肤重新紧致起来，这就是汉代名医张仲景的五苓散。

这个药很简单，也很便宜，就五味药：茯苓、猪苓、泽泻、白术、桂枝。张仲景在原方中没有标明它的美容功效，只是说"渴欲饮水，水入则吐者，名曰水逆，五苓散主之"。这个人的症状是矛盾的，口渴，想喝水，但喝水进去之后又要吐，这种矛盾的症状就说明了这个方子的治疗潜力。

我有一个研究张仲景《伤寒论》的同学，到非洲去做艾滋病的中药研究，当地缺医少药，中国的医生都得是全科的，什么病都得看。有一天，来了个非洲胖女人，她得了"尿崩症"，每天得去几十次厕所，而且每次小便量都不少。

按照西医学的理论，"尿崩症"是因为大脑的垂体出了问题，治起来是个棘手的事，总之要通过药物使她的尿减少。如果是中医，一般的医生都要用酸收的办法止尿了，所以她也吃过用金樱子、覆盆子等组成的药，也吃过五子衍宗丸，这些药都是中医用来治遗尿的。覆盆子，顾名思义，吃了这个药，尿盆就可以扣过去不用了，但是对这个胖女人无效。我这个同学就给她开了五苓散。旁边的人一看方子就吓一跳，因为猪苓、泽泻、茯苓都是利尿的，这个人现在已经一天小便几十次了，吃了猪苓、茯苓、泽泻之类的利尿药，还不得站不起来了？但是这个病人吃了两天之后，小便就真的少了；再吃，众人很惊奇，谁也没想到利尿药居然把尿给止住了。

其实，这就是张仲景五苓散的精华所在！其中除了利尿药之外，还有一个桂枝，桂枝是做什么的？就是温通阳气的，这个人之所以喝多少尿多少，就是因为没有阳气去蒸化水液，所以一边是水液原封不动地尿出去，一边是怎么喝水也解不了口渴，关键是喝进去的水根本没被身体所用。

用利尿的茯苓、猪苓、泽泻，是为了祛除喝了过多但又排不出去的水饮，这些水停在体内可以抑制阳气的升发。比如，有的人感冒了，或者尿路感染了，知道多喝水，结果感冒或者感染倒是好了，但胃却喝坏了，发热好了之后总觉得有水汪在胃里，这就是因为过多的水液折伤了阳气。用桂枝就是为了帮助恢复因喝水再次受损的阳气，阳气恢复了，就能蒸化水液了，而且也可以防止以后的水液潴留。

打个比方，在自然界，水蒸化了就成了云，在人体，水蒸化了就可以滋润全身，或者说为全身所用，渴也就止住了。五苓散的价值在于，不仅用了利尿的中药，把多余的水排出去，更重要的是，用了可以帮助水分蒸化的桂枝！它可以使喝进去的水，变成有利于身体的"云"！

兼顾了利水和温阳，并且药性很平和的五苓散，其实是个可以使女性面部紧致的药物，它比前面所说的红豆薏米粥的功效要大，因为红豆和薏米是食物，而且性质很平

对晚上喝点水就眼睛肿、脸肿的女孩子，其实不是喝水多的问题，而是她们体内的能量没有蒸化水液的能力，某种程度上和那个尿崩的女人是一个病理，这时候要用桂枝来帮助。

和，能解决的是寒热不明显的、程度比较轻的水肿。如果这个人面部臃肿的程度严重，而且有虚寒的性质，比如不愿意喝水，或者虽然口渴，但只能喝很少的水润润嗓子，否则就觉得水汪在肚子里，而且从来不敢喝凉水，这就是虚寒了，就可以用五苓散了。

这种药现在在药店可以买到成药，可以根据说明书服用，一天两次，一次6～9克，如果身体较胖，体重较高，可以稍微增加用量，每天可以服用3次。如果只是觉得自己有面部臃肿的问题，想借此改善，可以减少用量，一天服用一两次，每次6克就可以。

五苓散里的桂枝也提示我们，很多温性的调味品是可以用在生活中，逐渐地、点滴地改善虚寒体质的，比如和桂枝效果类似的桂皮，就是我们炖肉时常放的作料，还有生姜，都是女性特别是年过四十的女性应该常吃的。特别是当你发现自己的皮肤开始松弛，甚至出现了

和年龄不相符的臃肿，桂皮、生姜能点滴地补助阳气，通俗点说就是，它们能增加身体的代谢率，帮助水液蒸化出去。

也是因为这个原理，有喝咖啡减肥的说法，这当然指的是纯咖啡。大家都知道，喝了咖啡之后人变得兴奋，有精神了，但它缓解疲劳的效果不是因为吃进来的能量，不是因为给身体充电了，而是因为对身体原来的库存实施"竭泽而渔"。这个"竭泽"的方式很适合阳气不足，或者阳气被困住的人，咖啡的减肥作用也是在这个"竭泽"的过程中，通过增加脂肪的燃烧，增加机体代谢来达到的。

所以，如果你是个越来越臃肿、越来越懒惰的胖子，每天上下班前可以先喝一杯纯咖啡，注意，不要加糖和奶！否则等于又补充进了热量。只喝纯咖啡，一方面你会觉得振作一点，一方面会使你的代谢增加一点，用这样的方式喝咖啡，其实能起到五苓散中桂枝的作用，等于给咖啡赋予了药茶的价值。

如果已经是明显的"甲低"了，虚寒的症状比适合吃五苓散的人还要明显、严重，她们在皮肤变得臃肿的同时，会非常怕冷，以前可能到了冬天都不穿毛裤，现在变得穿了毛裤还是冷，这就要补肾了。

前面的五苓散主要是补脾，脾阳虚的程度比肾阳虚轻，用的热药不那么燥烈，到了肾虚的时候，肿会加重，更重要的是怕冷的程度加重，这时候吃五苓散就显得作用弱了，要用到金匮肾气丸、附子理中丸，总之都是平时吃了会上火的药物，通过微微增加身体的火力，把没代谢出去的东西代谢出去，面部的臃肿也会随怕冷的减轻而减轻，而这，也是中医正宗减肥的原理所在。

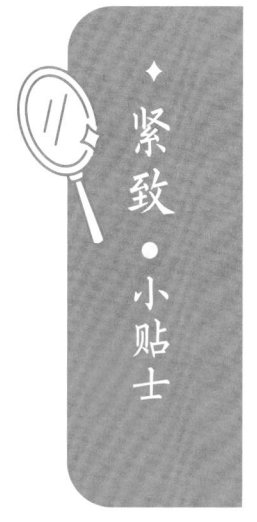

1. 清晨慢跑 1000～2000 米，令身体微微出汗为度。

2. 红豆薏米粥：红豆 25 克，薏米 100 克，可略加大米少许以增加粥的黏度，在水肿明显的时候每天保证喝一次。

3. 鲫鱼冬瓜汤：鲫鱼去内脏、鳞，清洗干净；冬瓜 500 克，带皮；生姜一大块，带皮，与鲫鱼一起下锅同煮，开锅后加少许黄酒，至鱼肉软烂即可吃肉喝汤。

红豆薏米粥

配方

红豆 25 克，薏米 100 克，大米少许。

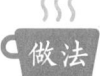**做法**

红豆，薏米，可略加大米少许以增加粥的黏度，在水肿明显的时候每天保证喝一次。

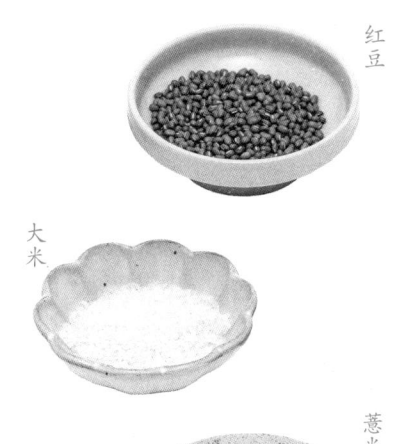

红豆

大米

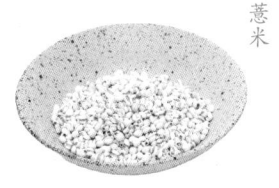

薏米

鲫鱼冬瓜汤

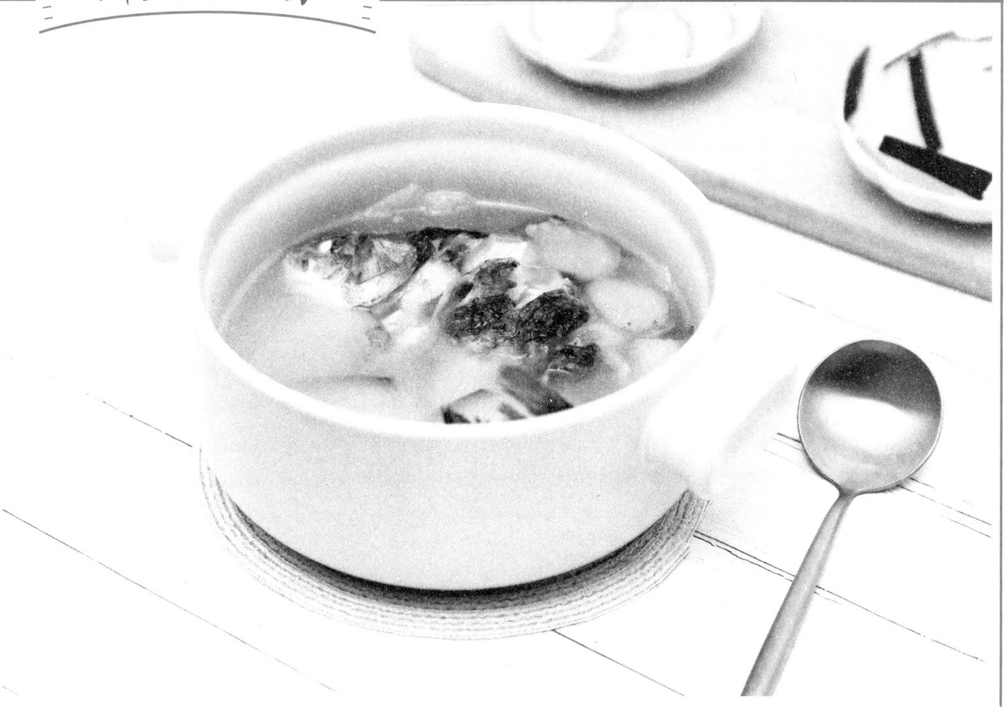

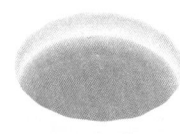

黄酒

配方

鲫鱼，冬瓜 500 克，生姜一大块，少许黄酒。

做法

鲫鱼去内脏、鳞，清洗干净；冬瓜 500 克，带皮；生姜一大块，带皮，与鲫鱼一起下锅同煮，开锅后加少许黄酒，至鱼肉软烂即可吃肉喝汤。

注意 调味时盐要少加，避免增加水肿程度。

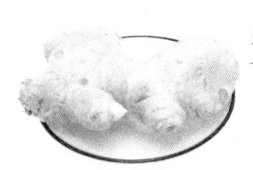

生姜

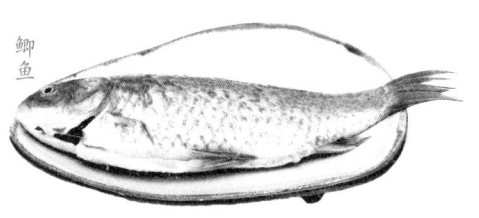

鲫鱼

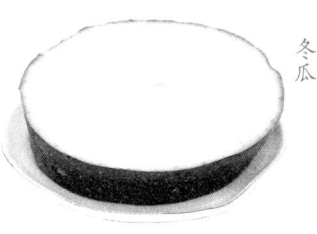

冬瓜

5 —— 下垂

"刮痧"能把
下垂皮肤提上去

不知道从什么时候起，胶原蛋白成了美容的新宠，我认识的很多人，花大价钱买了胶原蛋白的口服液喝，目的就是美容。她们依据的原理很简单：猪蹄、猪皮里胶原蛋白含量丰富，吃猪蹄有美容的效果就是因为有胶原蛋白呀，那么，索性直接吃胶原蛋白，不是效果更直接吗？

其实，这是个有些滑稽的弥天大谎！

胶原蛋白吃不到脸上

首先，吃猪蹄的美容经验，估计来自吃的时候留在手上的猪蹄残渣，能让手感到紧绷绷的，这个生活经验似乎就是吃胶原蛋白美容的预期效果吧？要说明的事实首先是：身体里含有胶原蛋白的组织很多，不仅有皮肤，还有骨头、头发、指甲、结缔组织、软骨组织等，补充进去的胶原蛋白不可能准确定位在皮肤上，更别说面部皮肤了，不管

是吃胶原蛋白还是吃猪蹄，都面临同样问题，就是对整体胶原蛋白的补充，而没有针对性。

另一个问题是，就算吃进去的胶原蛋白被脸上的皮肤利用了一点，那么，是不是每个皮肤不够润泽、有皱纹的人都适合吃？这就牵扯到了胶原蛋白的吸收问题。

在中医理论里，食物和药物一样是有性质分类的，像这种富含胶原蛋白的食物性质一般是滋腻的。比如已经确认有美容效果的阿胶，就因为性质滋腻而在使用上有很多讲究。它要和黄酒放在一起去蒸化，这是吃阿胶的一个基本的讲究，用黄酒的温散作用减轻阿胶的滋腻，防止阿胶单独使用时"碍胃"，更多的时候，阿胶是要同时配合服用与胃作用的药物的。

如果本身就胃口很差，舌苔很厚，即便需要吃补药也要先清了舌苔再说，医生会嘱咐你吃点二陈丸、保和丸之类的，等舌苔干净了再进补，特别是阿胶等胶质类的药物，这种清理胃肠，"打前站"的药物是必需的。

"碍胃"是个中医术语，就是影响胃口的意思，胃口受到影响，再好的营养也吸收不到身体里。所以名医开补药的时候，一般先试一两服，要看病人吃了之后有没有胃口变得更差了，"碍胃"的问题有没有出现。如果有，要调整药剂。一般会增加陈皮、半夏、桔梗之类能理气的、能增加动力的药物，使滋腻而偏于静态的阿胶或者其他补药活跃起来，不至于黏滞在胃里不易消化。

"男补阳，女补血"，这是中医保养调理的大法，补血对女人很重要，始终提倡补益的金元名医李东垣自然认同此法。但是，有统计发现，在李东垣的 64 个妇科方剂所用到的 116 种药物中，有 39 个方剂中使用了当归，占 60.9%；有 28 个方剂中使用柴胡，占 43.8%；有 24 个方剂中使用炙甘草，占 37.5%，而被现在女人看重的阿胶并不在其列，为什么？就是因为，"气为血之帅"，没有气的统率，补进去的血也是死血，不能为人体所用。从这个原理上也可以看出，单纯地补血，或者是单纯地靠性质滋腻的食物药物去补血，是有可能欲速而不达的。

胶原蛋白的滋腻性质和阿胶一样，它里面真的含有足量的胶原蛋白，暂且不说能不能直接吃到面部的皮肤上，如果你本身是个湿气很重、胃口很差的人，吃了之后会"碍胃"，对它的吸收也就可想而知了。凡此种种说明两点：

1. 胶原蛋白不可能直接作用在面部皮肤。

2. 不是所有人都能吃胶原蛋白，吃的前提是：胃口不错，消化能力正常，舌苔很干净，非此，欲速则不达。

果蔬面膜吸收不到脸上

那么，胶原蛋白做成的面膜效果又如何呢？这个结果更令人失望，因为皮肤有个特点，只能透过吸收一些分子很小的物质，而胶原蛋白是个不折不扣的大分子！

皮肤是身体的第一道屏障，所以它首要的功能不是吸收而是屏蔽、阻挡！就是对外来的物质要有选择地吸收，否则，我们去海里游一次泳，就会因为对盐分的吸收产生"暴腌"效果。其一，皮肤不可能让大分子的物质透过皮肤；其二，皮肤能吸收的一般是脂溶性的。这就得出了一个结论：胶原蛋白这种大分子，就算做成面膜贴在脸上，能达到的是对皮肤的洁净作用，想要通过这种方式将因为缺少胶原蛋白而出现的皱纹抚平是绝对不可能的，因为皮肤根本无法吸收。之所以有的人用了之后还是觉得自己变年轻变漂亮了，有两个因素，一个是皮肤被彻底清洁了一次。因为很多微小的皱纹其实是因为角质层堆积造成的，通过面膜，特别是胶原蛋白这种清除能力很强的面膜，能起到对角质层的清除作用，细小的皱纹也因此消失了，所以感官上看着有去皱效果。另一个是，美容之后人多少会换一种心境，此时再看镜子里的自己是带着期待的，相对乐观的。所以，这种感觉还来自审视自己的心理角度变化了，就像心情好了之后，看什么都顺眼一样。更加客观地说，胶原蛋白面膜其实不是敷在脸上的，而是敷在心里的，更多的是种心理安慰。

皮肤的这个特点同样可以推及其他面膜，很多人喜欢用黄瓜、苹果之类的做"果蔬面膜"，期待果蔬中的维生素 C 能透过皮肤被吸收。还是上面的原则，皮肤能吸收的营养物质必须是脂溶性的，这种含在水中的营养素不可能被吸收。所以我们用的化妆品一般都是"水包油"或者"油包水"的形式，就是为了使化妆品中的营养物质，比如维生素 C 之类，通过这种脂溶的形式为皮肤吸收。因此，这种果蔬面膜起到的是局部保湿、补水效果，而不是营养素的吸收滋润效果。

其实，生活中简易又有效的面膜是牛奶，因为牛奶含脂肪，其中含有的维生素可以通过牛奶以脂溶性的方式透过皮肤被适度吸收，因此，你可以在每天清洁面部或者桑拿之后，将一袋鲜牛奶一点点地涂在面部或者全身。干了以后再涂，使牛奶在皮肤上停留的时间尽量延长。这个过程中，牛奶中含有的营养素就可以被皮肤吸收了。史书中常记载皇后、高官夫人用牛奶洗澡美容，从皮肤生理学角度看，确实是合理的，至少比吃胶原蛋白和用果蔬面膜能使皮肤有更多收益。

把下垂的皮肤刮上去

皮肤下垂是自然衰老的现象，是皮肤失去弹性造成的，这个问题出在皮肤的真皮层。这一层里包括支撑皮肤使其显得圆润的胶原蛋白、弹性蛋白，它们随着人年龄的增长，经历了日积月累的日晒受损并逐渐变薄，功能也随之减退，皮肤因为失去支撑就垂了下来。

老年人的皮肤会越来越薄，即便是个挺胖的老年人，皮肤也和透明的一样，就是因为她们的真皮萎缩了，即便脂肪还丰富，但最具有弹性的那一层萎缩了。所以用手把皮肤揪起来之后再恢复原状，需要一定的时间。这是衰老的极致，而真皮层从变薄开始，人就出现老态，皮肤变薄、没有弹性乃至下垂一般是同时发生的。只有你的身体处于一种代谢旺盛的年轻状态，面部的下垂才会缓慢发生，在这个基础上，倒是可以实施一些针对面部的局部手法。

中国传统的"刮痧"疗法经常被介绍到国外，特别是日本，日本人对刮痧的推崇远高于国人。我的大学同学在日本讲课，她有个日本学生很用心，自己给自己的面部做实验，一边的面颊每天用刮痧板从下往上刮，另一边不刮，这样坚持了3个月后自己拍了张照片寄给中国的老师。结果非常明显，接受了3个月刮痧的那边面颊明显地紧致、上提，而没有刮的那边面颊，就显出了下垂松弛。

通过面部刮痧减轻皮肤下垂是有医理支持的，就是使刮痧的这部分皮肤肌肉血液循环通畅。

通畅的血流对胶原蛋白、弹力蛋白的灌注就可以更加充分，这些起支撑作用的真皮，因为血液供应充足，所以得以保持弹性的功能。

前英国王妃戴安娜透露过她的美容细节，其中之一就是每天在涂抹上护肤品之后进行轻微而持久的拍打，以求驻颜。慈禧有一块专门用来磨面的玉石，每天用它按摩面部，据说也是慈禧红颜常驻的原因……其实，这些都是通过局部的皮肤刺激，增加血流灌注，保证真皮层弹力蛋白的活性，只是这个日本人的实验更显著地证实了这点。

前面说了，面部皮肤的保养是以全身肌肤的良好状态为基础的。保证身体整体的血液循环通畅，营养物质输送正常也自然是美容护肤的大前提。因此，这种刮痧最好能结合运动一起进行，这样可以使旺盛的血液更好地上荣面部。

比如每天早上慢跑 20 ～ 30 分钟，让心率增加 40%。也就是说，如果你原来是每分钟 80 次心跳的话，慢跑之后能提高到 110 次，这个运动量对女性逐渐地改善体质比较合适。

预防面部下垂刮痧法

刮痧板　现在市面上就有面部专用的刮痧板，接触皮肤的那一面厚而钝。玉石质地更好，质地细腻，对皮肤没有伤害，而且玉石的凉性对皮肤也起着冷敷效果。

刮痧油　买专门的刮痧油，一般是凡士林之类的，也可以用纯净的橄榄油。

做法　清洗面部后，用刮痧板蘸刮痧油从下颌骨往上刮至颧骨，可以分前中后 3 个部分——往上刮，能感到力量是轻缓地穿透皮肤，并逐渐使皮肤发热为度，如此反复刮，持续 3 ～ 5 分钟，早晚各一次，每周坚持 3 ～ 4 天。

注意事项　一定要在彻底清洗面部之后再刮，否则会使脏东西渗进皮肤。刮痧之后再次清洗后再涂上护肤品。

此时，身体的活力已经被唤起，血液循环开始加速，全身的新陈代谢开始了，你会觉得脸上发红发热。这时候，正好趁热刮痧，将正要上荣于面的气血直接导引到面部皮肤，等于在刚织好的锦上添了一朵花，这样每周保持三四次，面部皮肤的下垂问题会明显好转。

阳光能把皮肤晒松弛

刨开身体整体因素，能支撑皮肤不出皱纹、不下垂的"骨架"是真皮层。这一层所含的胶原蛋白、弹性蛋白，容易受到的影响就是日晒，特别是叫作"UVA"的"长波紫外线"，它也叫"晒黑段"。这个波段的紫外线可以直达真皮层甚至皮下组织，除了把人皮肤晒黑，还能把"骨架"破坏，让色斑出现，皱纹早生。

现代人比以前的同龄人要显得年轻，皮肤显得细嫩，就是因为现代人户外活动的时间比过去靠体力吃饭的人要短得多，日晒的伤害少了很多。所以，要想皮肤保养好，少生或者晚生皱纹，你针对皮肤所能做的，就是防晒，而且要防这种长波的。具体到防晒霜，要买标注能防"UVA"的。

很多人觉得，我今天不出去，待在家里或者整天坐在办公室就不用防晒了吧？其实完全错了！因为玻璃能够隔掉的只是短波紫外线，"晒黑段"的紫外线是长波的，所以对你的日晒伤害照旧，也就是说，你虽然身处遮风避雨的"温室"，但未必能得到"温室花朵"的娇嫩效果！所以那些搞美容的或者靠面子吃饭的演员、模特，一年四季，无论室内室外都要防晒的。

我见过一位美容专家，年过五十了，皮肤仍旧很好，她从一座楼出来到对面的楼去，中间就十几米的距离，也要打伞，绝对不给自己一点暴露在阳光下的机会。

6 —— 气色

脾不虚，脸不黄

"黄脸婆"这个审美概念是中国独有的，因为气色不好，面色发黄的女人太常见了，特别是当她们开始衰老，开始脾气虚，发黄的气色就更常见，这是中国人身体上的薄弱环节。为此，中医在创始之初就特意强调"脾为后天之本"，脾的"职称"之高，仅次于"先天之本"的肾，所以补血，改善"黄脸婆"的状态，一定要兼顾到补气，特别是补脾气。

"黄脸婆"，女人早衰的标配

说到变美，人们会想起一句俗话，"一白遮百丑"，意思是只要皮肤白，很多样貌的缺陷都能抵消，丑都能被遮盖住。显然，白皙的肤色是美的重要元素，也是变美的捷径。

为什么人们都喜欢白的肤色，千方百计想美白？我们先从审美的产生说起。

人们觉得一个东西是美的，其实在生理上已经接受了它，心理是随生理而产生的。生理的接受就是身体本能的认同，比如肢体不对称，动作不平衡时，我们会看着不顺眼，因为这种情况往往是病态。与之相对应的就是那些我们看着顺眼的，觉得很美的，一定是符合生理规律的，是健康的。

与我们追求的皮肤白皙相对的是"黄脸婆"，这是人们形容年老色衰女人的"专用名词"。"黄脸婆"其实是身体在告诉你，因为气血虚，脸部的气血被"断供"了。

中国人是黄种人，皮肤本身就应该是黄的，但这个黄一定是有光泽的黄，一看就是健康的、美的；而"黄脸婆"的黄是病态的黄，没有光泽的萎黄、枯黄，给人一种病恹恹的感觉。

对这种黄，《黄帝内经》有具体形容："黄欲如罗裹雄黄，不欲如黄土"。意思是，正常健康的黄肤色，应该是像丝绸裹着雄黄一样，黄而有光泽，而且光泽是很含蓄的，不能像黄土一样的黄。一旦面如土黄色，就是脾的病色，就意味着脾虚了，因为中医的脾对应着黄色，脾虚后，人的第一个表现就是面色萎黄。

从西医角度讲，皮肤呈黄色是皮肤细胞被氧化的结果。我们平时吃苹果，没吃完的放在那里，半天之后，这个苹果就变黄了，这就是被氧化了。这种氧化在人体上是同样的，随着增龄，氧化程度加深，人就是这样一点点衰老的。人从生到死，其实就是一个被不断氧化的过程，氧化到最后就是死亡，就像蜡烛一样，蜡烛燃烧就是氧化，烧到最后火苗就熄灭了，生命就完结了。如果你早早就变黄了，说明你早衰了，过度氧化了。

我们的身体中，皮肤和头发都是相对次要的组织，当身体的气血不足，能量供应受限时，为了保证对重要器官比如心脑肾的供应，身体会本能地将对次要器官的供应进行"熔断"。相比心脑肾，头发和皮肤是次要的，自然首当其冲。所以，身体不好时，先出现的变化是气色不好。萎黄的脸色，就是在提示你要关注身体，甚至要补充能量了，具体一点说就是要补血。

你可能有些奇怪：黄色是脾所做主，脸黄不是气虚吗？怎么又补血了？这是因为血虚是脾虚的结果。

> 中医的脾是主运化的，这个"运化"包括了对食物中营养的吸收和输布。脾虚的时候，就算你吃得再好，照样可以营养不良，因为脾气无力把营养送到目的地，这种情况现在很常见。

按照现在人们的饮食状态、生活水平，贫血已经很少见，但血虚却比比皆是，血虚导致的"黄脸婆"并没减少，为什么还会如此？就是因为他们虽然吃得不差，但身体没有吸收、运输营养的能力，是"捧着金碗要饭"。所以，要想改善血虚，以及由血虚导致的"黄脸婆"，必须脾不虚，身体才有造血和用血的能力。

从总体上看，这种早早就"黄脸婆"的人，体力上都不会好，很容易疲劳，做饭时站着切会儿菜都腰酸背疼，到了下午甚至会撑不住，而且稍微累一点，老毛病就要发作了，比如慢性泌尿系统感染之类的。我见过最严重的，打扫一次房间就开始尿频尿疼，这些都是脾虚导致的。

因为脾除了主肌肉，脾还是"谏议之官"，"谏议"就是过去专门给皇帝挑错的，类似免疫系统的"免疫监视"功能。脾虚的人免疫力低，不能及时识别细菌、病毒这样的敌人，或者识别了又打不过，所以很容易出现各种感染，治愈后很容易旧病复发；如果去看西医，很可能会被告知吃一些能抗氧化的药物或者食物，因为氧化就是衰老，体质越弱，氧化越会加重或者提前。

由此看来，给黄脸婆"扫黄"，绝对不能靠皮肤美容，而是从内里改善体质，随着脾虚病状的改善，脸上的效果是自然而然的事。

"扫黄"成功就是抗氧化成功了。

"黄脸婆"，多吃阿胶、补中益气丸、人参健脾丸

"男补阳，女补阴""男精女血""女子以肝为先天"，这是一般的认识，所谓阴其实就是阴血。肝主藏血，"以肝为先天"，也就是以血为养生之本。所以，很多人一说到女人补养，就首先提到能补血的阿胶，吃着阿胶似乎就能想象出自己逐渐变得红润的面容，这确实合乎中医原理，因为血虚的女人一般都有"黄脸婆"的嫌疑。

"黄脸婆"除了气色不好之外，还有很多身体上的问题，即便刚刚30岁，也很容易疲劳，特别是下午容易没精神，如果赶上开会，室内空气不好，又要头痛、疲惫了。头痛之所以容易发生在下午，是因为她们此时气血虚弱。

中医有个理论，"烦劳则张"，意思是，劳累之后症状加重。很多女人累了之后疲惫、头痛，甚至发低烧，都符合这个理论，都提示她们的体质虚弱，而且主要是气血虚。这种人的美容护肤是要从身体抓起的，否则只是做表面文章，具体说就是要补血。

我就遇到过这样的病人，疲劳、面色不好，从颜色到肤质都不好，而且显得比同龄人憔悴。她的护肤品一年四季都用油脂的，就是平常人用了之后抱怨太油腻、泛油光的那种，为的是使自己没有光泽的皮

肤显得润泽一点。即便如此，到了下午，护肤的油脂所剩不多时，她就又变得像枯萎的"黄脸婆"了。去看中医，每次诊断一般是血虚，但去查血，并没有明显的贫血指标，血红蛋白不低，她就问我："既然不贫血，还用补血吗？"

我告诉她，要补。因为中医的"血"包含的意义，比西医的"血"要广泛得多，其中首先包含了"气"。

> 人可以"瘦得脱形"，但和"没气了"比起来，还是后者更严重。这就是说，对生命来说，功能、能量比形态、结构更重要，因此补血离不开补气。

"气"，是中医独有的概念，西医里面有血，有水液，但唯独没有"气"。中医所说的"气"，简单地概括就是功能和能量的意思。比如，我们说一个人死了，用俗话说叫"没气了"，而不会说"没形了"，因为死人是可以身体完好的，五脏俱全，但功能却完全丧失了。

如果一个人气虚，即便她的红细胞正常，查不出贫血，那些血细胞、血红蛋白也仍旧是死血，不能发挥功能。大约5年前，我在北京协和医院的ICU病房，和专家一起会诊一个因为脑出血手术后昏迷不醒的病人。那病人做了开颅手术，已经把脑子里出的血取了出来，但始终昏迷高热，神志不清。我们去的时候，她手术刀口的血迹还在，但翻在缝合线外的皮肤却干枯了，变得很焦很薄，好像不是活人身上的伤疤。去会诊的中医专家看了看病人状况，不乐观地摇头说："元气不行了，没火力了，气血双虚呀。"

陪他一起会诊病人的是协和医院的主治医生，他有些不解地说："这个病人刚化验的指标都还正常，并没有贫血的迹象。"中医专家指着病人的刀口说："就算是有血也是死血了，身体不能用，你看这里，都干了……"就在那次会诊后的第三天，那个病人带着一个都没有少的血细胞去世了。

可见，即便血细胞一个都不少，血红蛋白充足，从指标上看不出贫血，但只要没有"气"，指标合格的血仍旧不能被利用，仍旧是死血。因为中医认为"运血者气也，人之生也全赖乎气"，"血为气之母，气为血之帅"。要想使全身的血动起来，由死血变成活血，一定要有足够的气，就是说，器官脏腑的功能要强，才能推动血液。

如果你是个血虚的人，找到的是个水平足够高的正经中医，他不会单开补血药，也不会让你只吃阿胶、大枣、龙眼肉，更是绝对不会相信单纯地补铁，比如吃"硫酸亚铁"，因为那只解决了血这个"母"的问题，还需要有使血动起来的"气"。

因为单纯的补血药物也好，食物也罢，有时候只能使你不贫血，使你的血细胞指标达标，但不能改变你的血虚状况。你可以指标不异常，但就是没精神、没力气，因为你功能不行，有点像"有米无炊"或者"米多火小"，饭是熟不了的。

所以，即便不贫血，只要属于中医的血虚，仍旧需要补血，而且一定要在补血药，比如阿胶、生地黄、龙眼肉之外，加上黄芪、党参之类的补气药，才能使血细胞背负氧气的能力增加，否则，就算是血细胞不少，但仍旧怠工或者不能负力，人依旧会觉得疲倦，面色难看。

具体到"黄脸婆"，除了用阿胶之类的经典补血药，药店里就能买到的补中益气丸、人参健脾丸，也是她们补血时离不开的"拐杖"。在秋冬季节，可以每隔一天吃一次，一次吃一丸，和缓地改变体质，给脸色"扫黄"。

要"扫黄",立秋开始吃
当归羊肉汤、益血养颜膏

中医有个著名的补血方剂名为当归补血汤,对改善女性血虚、面色无光的状态非常有效。其中只有两味药,一味是当归,这是妇科"圣药",补血作用极佳,所以中医妇科方剂有"十方九归"的规律,就是十张治疗妇科病的方子,九张里面有当归,因为女性疾病向来离不开补血问题。另一味就是补气的黄芪。

有意思的是,虽然号称"补血汤",但补气药黄芪的剂量却要5倍于补血药当归!这就充分说明,必须通过补气才能最终生血,气不虚是血不虚的前提。更重要的是,一个气血虚的女人,月经还经常拖延很久,本来就虚,失血再多,反过来加重血虚,为什么"黄鼠狼专咬病鸭子"?还是因为气虚,没有力气管束住血液了,所以月经拖延时间长,到最后颜色都变得很淡,质地很稀了。有了黄芪这个补气药来固摄血液,月经淋漓不尽、颜色浅淡等症状也会得到控制。

由"当归补血汤"衍化出来一个食疗方,应该是"黄脸婆"女人的"扫黄"专用品:当归生姜羊肉汤。这其实是张仲景的方子,距今约有2000年的历史。当初治疗的是产妇的产后腹痛,虚劳不足。这种产后的腹痛是虚性的,疼而且发空。这种情况在很多女性月经之后会出现,月经完了反倒肚子疼了,而且是发空地疼,想用手摁着,温着。平时就面色发黄,属于气虚、血虚的女人月经之后都有这种感觉,这

> 如果是日常吃,可以不用顿顿都加当归,因为当归还是有特殊味道的,只要坚持吃,羊肉本身的补血作用也是不能小看的。

就是典型的虚寒性腹痛，由于血虚造成的，所以张仲景给了这个食药兼顾的方子，其中当归 150 克，生姜 250 克，羊肉 500 克。生姜用得多，也是要增加温散补气的作用，使当归的补血作用动起来。

一般情况下，这个汤应该从立秋之后就可以吃了，吃到开春前再停。之所以选择在冬天常吃，因为冬天人体的消化功能是很强的，夏天消化不了的东西，到冬天都能消化掉，正是通过食补改善体质，改变疲劳状态的大好时机。

还有一个可以通过补血达到养颜目的的药物，也可以称为食物，可以自己做，叫益血养颜膏，其中用了阿胶、核桃仁、大枣。阿胶颜色是

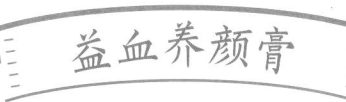

益血养颜膏

配方

山东阿胶 500 克，冰糖 250 克，大枣 250 克，核桃仁 250 克。

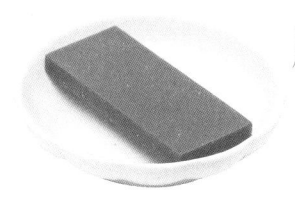

阿胶

做法

把核桃仁打碎，把大枣用水泡一泡，核去掉。黄酒、阿胶、大枣、冰糖、核桃仁一起放在一个瓷碗里蒸熟，之后密封于阴凉地方或者冰箱里。

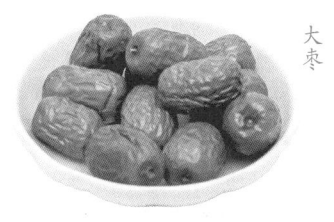

大枣

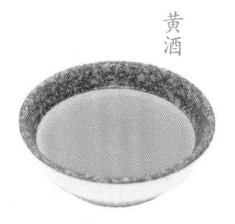

黄酒

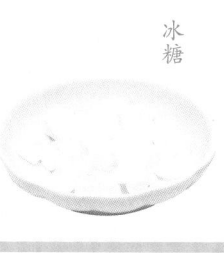

冰糖

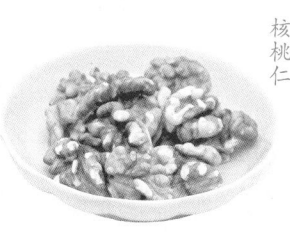

核桃仁

紫色的，既补心又补肾。核桃仁长得就像人的大脑一样，既有补肾的作用，又有益脑的作用。大枣，外面是红的，里面是黄的，可以健脾胃。

现在很多地方讲究吃膏方，就是立秋之后找个有经验的中医，根据自己体质的不足有针对性地调养，这个益血养颜膏相对地具有普适性，对自觉是黄脸婆的女人一般都适用。每年冬天，只要不是感冒发热的时候，这个膏可以长期吃，你会觉得疲劳减轻的同时，皮肤也有了光泽。

抹在脸上的可以简单，吃进肚里的必须复杂

中国有句话叫"吃在脸上"，意思是一个人的面色、皮肤要好，关键是吃得好，或者说消化运用得好，能把有用的物质真的运输给皮肤，这个人的美丽才是生动的。这句话说起来容易，做起来很难，首先是能不能主动地去吃有价值的东西；再一个是即便吃了，能不能被身体消化。前者是意识问题，后者就是身体的生理问题了。

先说意识问题。北京中医医院有个著名的皮肤科专家，叫陈彤云，我在十几年前见过她和她的儿子，如果不介绍，两人站在一起绝对让人以为是姐弟。那时候她已经快70岁了，皮肤非常好，细腻白皙而且有光泽。后来很多人问她，您怎么保养皮肤的？都吃什么？抹什么？

她的弟子告诉我们，陈老没有特别的保养方式，她用的护肤品都很简单，几乎就是过去的"蛤蜊油"那类很普通的凡士林。因为陈老知道，皮肤的主要功能不是吸收，而是屏蔽，所以不是你抹得越复杂就吸收得越多，这种保养远没有吃进的营养更能显效。如果说讲究，陈老在吃上有自己的标准，首先就是她吃得很清淡。

作为名医，不断有人宴请陈老，但她都因为不喜欢油腻而婉拒了。

她喜欢吃的是杂粮粥，就是用各种豆类、粗粮在一起熬的粥，吃普通的蔬菜，肉类里面经常吃鱼。和抹在脸上的普通化妆品相比，她吃的东西虽然清淡却是繁杂的。

从这个著名皮肤专家的个人护肤经验可以看出，"吃进肚子里的要复杂，抹在脸上的要简单"是女人护肤颠扑不破的真理，也是"脸要穷养，身要娇养"的理论依据。

现在有很多书籍推广的美容减肥经验，经常是"在一棵树上吊死"的方式，比如，只吃香蕉，或者只吃西红柿就能减肥美容了，号称"香蕉减肥美容法"。事实上，这种办法无非是制造一种噱头，让人因为好奇而跟从，但身体是不可能从单一的食物上获取足够营养的，世上绝对没有一种可以囊括所有营养素的食物！

我们可以看一个事实：在世界范围内，特别是发达国家，现在都在提倡对食品进行营养强化。比如日本，要在粮食中添加人体容易缺乏的各种微量元素。之所以这么做，就是因为越来越多的研究发现，人的健康是需要方方面面营养物质相互配合的，缺少一个，可能就会对其他物质的吸收产生制约、影响，营养强化就是要增加食物的复杂性、全面性。从这个趋势也可以看出，单一食物"包打天下"的"创新"，是没有道理的，有悖于营养准则。

《黄帝内经》中也提到一个饮食准则："五谷为养，五果为助，五畜为益，五菜为充。"

五谷：麦、黍、稷、稻、菽，负责提供碳水化合物。

五果：李、杏、枣、桃、栗，果蔬是负责提供维生素和矿物质的。

五畜：牛、犬、羊、猪、鸡，负责提供优质的动物蛋白。

五菜：韭、薤、葵、葱、藿。

一个人要想健康，至少要吃到上述这些食物才可以。

有一本名中医养生的书，全国几十位著名中医，都是健康高寿的老人，他们在书中谈自己的养生饮食经验，基本上都是，什么都吃，什么都不多吃。意思就是在营养多样化、吃得杂的前提下，不放任、不多吃。通俗地讲，就是可以吃个"微缩版"的"百货店"，但不要吃个"超大版"的"专卖店"，后者只能使你的热量摄取过多，而营养元素不足，按前者这种让名医都能健康到老的饮食习惯，去保证好的肤质，应该不是难事。

你怎么会"满脸菜色"

过去形容一个人脸色难看，经常说"满脸菜色"，这种人的皮肤显得很暗黄，甚至发绿，没有光泽。因为那时候粮食匮乏，很多人是用"瓜菜"代替粮食。现在粮食虽然不匮乏，但很多人觉得粮食不过是补充热量的，肉、蛋、奶之类美味的食物不也能提供热量吗？那就以肉、蔬菜代粮食好了，但是，不吃粮食是犯了中医养生大忌。

《黄帝内经》在谈到饮食养生时，将"五谷为养"放在第一位，因为五谷是入脾经的，而脾是"后天之本"。之所以把脾提到如此高的地位，是因为对中国人来说，脾气是中国人或者说黄种人这个人种的薄弱环节。因此，粥才逐渐形成了中国传统饮食中富有中国特色的东西，因为粥温软细烂，更便于并不强壮的国人脾胃吸收营养……

凡此种种都显示一个道理：疾病容易从脾胃这个薄弱环节打开缺口。更重要的是，中国人容易虚的脾，还有一个功能，中医之脾还包含了另一层含义，是人体内的"审计署""纪检委"，可以监视伺机而动的病毒细菌乃至肿瘤细胞，像西医说的免疫系统。

举一个例子，败血病，这个病名我们只在白求恩事迹中听说过，后来随着生活水平的提高、医疗水平的发达，至少在大城市，这种病已经很少见了。它是细菌感染没有控制好引起的全身性感染，属于严重感染的一种。那么，它的发生和脾有什么关系呢？

中医的脾是主肌肉的，脾气足的人肌肉会有弹性，丰满，相反地，脾气虚的人往往是"手无缚鸡之力"的文弱书生。而肌肉在短期内骤减，直接伤害的就是主管肌肉的脾气。也就是说，如果脾虚到了极致，这个"后天之本"的损伤等于身体里的"审计署"不干活了，失职了，导致它缺乏对细菌的识别力和抵抗力，才会导致败血症这种感染的燎原之势。

通过不吃粮食而达到减肥的人，其实也就是在人为地制造脾虚，虽然未必能招致"败血病"，但脾气虚早晚要成事实，首先表现在皮肤上的就是气色很差、没有光泽。皮肤可以通过化妆品的粉饰而变得细腻，但健康的光泽是化不出来的，所以人会显得很僵硬、死板，没有生气。由此可见，要想获得真实生动的好皮肤，气色很重要。所谓气色，就是能透过化妆品表现在外的健康光泽，气色是由脾气决定的，而粮食是对脾气较好的补益。

中国人补虚的首选：小米、当归生姜羊肉汤

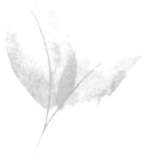

很多学中医的人都拿《黄帝内经》当教材，其实，《黄帝内经》不是单纯的中医教材，其中具体的诊疗技法是有限的，却涉及了中国文化的诸多领域，类似于中医里的"宪法"，比如《黄帝内经》就讲到了

虫子，而且将虫分为五类，毛虫、羽虫、倮虫、介虫、鳞虫，分别属于木、火、土、金、水。人是倮虫，倮虫属土，作为一个属土的生物，人是一种适合黄色的虫子。

这就意味着，无论是什么样的治疗，都应该从土着手，比如从土中求金、求水、求火、求木，土是其他4种元素的基础，也是因为这个原因，属于土的脾胃才被给予了"后天之本"这么高的"职称"；也是因为这个原因，金元时期的名医李东垣，才编写了《脾胃论》，从脾胃里找众多疾病产生的原因；也是因为这个，张仲景的《伤寒论》，虽然不是以脾胃为主导的，但他的《伤寒论》中有112个方子，用药不过百味，常用的更是只有几十种，但甘草一味却在70张方子中都用到了，是使用频率最高的一个。

很多人以为药方中用甘草只是调和药性，其实，甘草的更大价值是补脾，因为甘草是黄色的，味甘，黄颜色和甜味都是入脾经的，每个方子都用上入脾经的甘草，就是为了在治疗疾病的同时不忘保护脾胃，可见中医对脾胃之重视。

种过小米的人都知道，小米产量小，而且很消耗土地，种几年就能使肥沃的土地变得贫瘠，可见小米对土壤中营养"掠夺"得多彻底，它占据的营养有多丰富！这也是为什么小米一直是中国人补虚时的首选，因为它最大限度地吸收了土壤里的精华。

《黄帝内经》对食物的评价是把粮食排在第一的，所谓"五谷为养"。而五谷中，小米是黄色的，是入脾经的，放在第一位也是强调脾胃的重要，脾胃不好以及由于脾胃不好而气血不足的人，应该长期吃小米。

小米是黄色的，枣肉也是黄色的，都入脾经，用它们熬的粥以前是专门给虚弱的产妇喝的，因为分娩之后人会气血双虚。对虽然不是产妇，但常年面色发黄，没有光泽的"黄脸婆"来说，她们的身体状况和产妇大同小异，都是气血双虚，只是程度上的差异，她们要想皮肤好，首先要把脾气补上去。因为中医说的脾是主运化的，所谓运化，就是将食物中的营养吸收，并且运送到周身，其中也包括运送到皮肤。如果脾气虚，首先是无法吸收，其次是无法将本来就吸收得不多的营养输送出去。

所以，我们经常见到怎么吃都不胖，或者怎么用补品脸色也不好的人，都是因为脾气这个环节太薄弱了。这种人重的要通过中药健脾调理，轻的则可以在日常生活中，以红枣小米粥为主食，因为粥这种饮食形式是非常有益于脾气的。中医在讲述各种虚证的时候有个食疗建议，叫"糜粥调养"，就是用软糯的稀粥调养身体很虚弱、脾气很虚弱的慢性病人，这个作用是缓慢而稳健的。

很多脾虚的人急于改善体质，吃各种补药，但很快自己得出结论："虚不受补"。不是吃了消化不了，就是虚的问题毫不见效，就是因为脾气这个运输中枢没运转起来，没调度好，路没修好，车多就会堵，欲速不达。而小米、大枣以及这类补脾药熬的粥，对脾气的补养是缓慢柔和的过程，就不会产生虚不受补的问题。

"扫黄"第一方：黄芪大枣代茶饮，人参健脾丸、人参归脾丸

黄是脾所主的颜色，健康的黄是有光泽的，一旦黄得没光泽，就意味着脾出问题了。

但这个"脾"不是长在腹腔中的脾脏，是中医概念里的"脾"。中医的脾，指的不是一个固定的器官，而是功能的组合。通俗点讲，中医的脾，是我们身体的"物流系统"，物流不给力的结果之一就是营养物质运不到所需的地方去，这就是皮肤和头发发黄的原因。

皮肤、头发与我们的五脏一样，都是由蛋白质组成。中医将头发视为"血之余"，意思是当身体气血有富余时，才能顾及头发，而一旦气血不足，身体会"舍车保帅"，减少甚至断掉对头发、皮肤等末端的营养供应。所以，人不舒服或者生病时，气色肯定先变坏。

如果你想皮肤、头发有充足的气血，那么你全身的气血一定要非常丰盈，丰盈到有所富余。说到气血，仍旧离不开脾，因为脾是气血的"生化之源"，脾可以把吃进去的营养化为气血。与其说"黄脸婆"是女人变老的开始，不如说脾虚是女人变老的开始，所以想要"扫黄"，必须健脾，而最好的"扫黄"药就是黄芪，因为黄芪是健脾第一药。我经常推荐给那些面色黄，总觉得累，面容、状态都比实际年龄显老的女人，用黄芪和大枣代茶饮，这应该是女性"扫黄"第一方了。

其中的黄芪最好用生黄芪，因为黄芪通过蜜炙，变成炙黄芪之后，作用主要集中在内里的脾胃，更适合脾胃虚寒者；而没经过炮制的生黄芪，补气力量更强，更能作用在体表。包括很多动不动就出汗，而且频繁感冒的，中医会给开"玉屏风颗粒"，其中生黄芪就是主药，是固表的。同理，生黄芪更容易作用在皮肤。

关于黄芪，清代黄元御在他的《长沙药解》中说："善达皮腠，专通肌表"。之所以配大枣，是因为大枣也入脾经。很多人知道大枣补血，但这个血可不是贫血的血，而是中医概念中的"血"，中医的这个"血"，包含了身体的用血能力。大枣补血其实是通过健脾完成的，提升的是身体的用血功能。

"扫黄"第一方

配方

生黄芪 10 克，大枣 5 个。

做法

把大枣去核，跟生黄芪一起下锅，放适量水泡 1 小时。大火煮开，小火煮半小时即可。

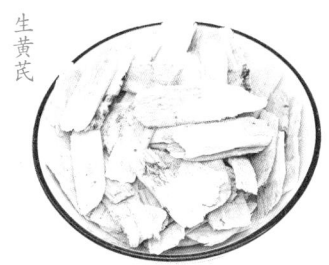

生黄芪

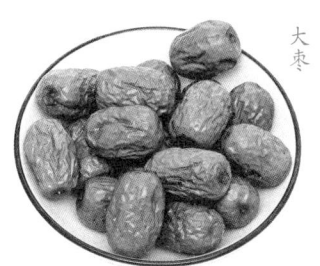

大枣

关于大枣，《神农本草经》说："味甘平。主心腹邪气，安中养脾，助十二经，平胃气，通九窍，补少气少津液，身中不足，大惊，四肢重。和百药。久服轻身长年。"

每天服用黄芪大枣代茶饮，既帮助生血，也能助推上荣面部，使面色自然红润。随之而来甚至提前出现的是体力的改善，明显不那么容易累了，因为体力恢复和"扫黄"一样，都是脾虚改善的结果。

除了黄芪，一些补气的中成药，比如出自中医经典《脾胃论》的补中益气丸，《医学六要·治法汇》中的人参健脾丸，《证治准绳》中的人参归脾丸，也可以改善面色，而且远远比各种护肤品便宜有效。只要大便不干，这些药物可以经常吃，因为与其说是面色的改善，不如说是体质的改善，而体质的改善是需要时间的。

关于黄芪，我们后面还要讲，因为它不仅能改善面色，还能让你的线条变好。

7 —— 头发白

发愁、伤肾

有句话叫"愁白少年头"，点清了头发早白的原因：发愁。发愁就是高度用脑。

《黄帝内经》讲，肾"其华在发"。肾是生髓的，脑为髓海，肾精是脑力的保证，用脑过度容易伤肾，会导致肾虚，与肾相关的头发，随着用脑过度就要变白了。

头发早白，是身体没有"余粮"了

如果说哪种食物或者药物能乌发、生发，肯定很多人会为它倾囊而出的，因为现在连 90 后都开始白发、脱发了！

为什么生活这么好了，头发的营养反而供不上了？原因很简单，用脑过度！这个过度足以使身体的"库存"入不敷出，在入不敷出时，头发这个次要的身体组织，自然先被甩掉。所以，不管什么年纪出现白发，只要有了，就是身体在告诉你：没有"余粮"了！

伍子胥过昭关时一夜白头，因为那一夜他必须想出对策，否则性命难保，那一夜一定是高度用脑的。我曾见过一个出车祸孩子的母亲，突然丧子的打击，让她在一夜之间老了几岁。我们第二天见到她时，明显感觉她的头发变白了，仔细端详才发现，不是真的白了，而是变得毫无光泽，因为无光泽，头发的颜色变淡，远看就像变白了一样。

之所以现在的人头发早白，是因为我们用脑太多了。过去的用脑，主要集中在知识人群，他们靠智力吃饭。而现在，知识人群用脑照旧，其他人群也要用脑，只不过这种用脑不是思考知识，而是人际竞争和较量，就算是送外卖的，也会动脑子怎么低投入高产出挣更多的钱，单凭拼体力肯定不够。包括孩子，智力开发越来越早，幼儿园学小学的，小学学中学的，年纪很小就开始掏空身体了，在能量有限的情况下，身体自然要"舍车保帅"忽略次要部位的营养了。

虽然这种舍弃未必是彻底失去生殖能力，但生殖机能一定大打折扣，这一点已经有了世界范围内的统计。

> 第一个舍去的是生殖机能，因为身体是"青山"，生殖机能是青山上的"柴草"，青山不保时柴草难以丰茂。

复旦大学人类精子库于 2018 年的研究显示，在建立 10 多年的上海人类精子库中，捐精合格率从 2013 年的 40% 下降到了 2017 年的 25%。而北京大学第三医院人类精子库在 2015 年 9 月至 2016 年 5 月期间采集的精子中，只有不到 20% 合格。

在不到 40 年时间里，西方国家男性的精子数量减少了 50%。除了化学物质、电离辐射、高温环境、吸烟饮酒等常见原因之外，发达社会的用脑过度也是"犯罪嫌疑人"！

> 第二个舍弃的就是头发，因为头发脱落或者变白无关生命，舍弃之后没什么严重后果。

而且在同等用脑情况下，头发越多越粗硬的人，白得越早，因为供给头发的能量是一定的，顾及了数量就难保质量。

生活中，大家还有个共识："头发早白是因为血热。"这是有道理的。你可能会问，不是说是肾虚吗？怎么又是血热了？

因为肾虚和血热其实说的是一回事。

这个肾虚主要指的是肾阴虚，肾阴虚时，身体深层的水不足了，水不足自然生热。所以，肾阴虚是原因，血热是肾阴虚损严重的结果。

从年龄上分，年纪大的人头发白，是肾精的自然耗损，毕竟用了几十年的脑子；而年轻人的头发早白，血热的可能性大，除了用脑过度，还有她们旺盛的欲望也加速了人体之阴的消耗，这种情况更容易上火，也就更容易血热。

除了肾，肝也非常重要，因为我们知道"发为血之余"，而肝是藏血的，是我们身体的血库，同样遵循身体"舍车保帅"的铁律。肝血虚，血库不足时，会舍弃头发这样次要组织的供血，头发因此会出问题，可以是枯黄、变白，也可以是脱落。因此，要想头发乌黑茂密，必须肝肾同补。

用黄精这个"仙药"，白发返黑了

我们治病养生用的中药，大多都有成百上千年的使用历史，不仅载入医典药典，也是历代文人的创作主题。

能入文人法眼的多是补药，因为通过补养，人会健康，会变美，才会有值得用文字赞叹的地方。之前，我提过"暗服阿胶不肯道，却说生来为君容"，写的虽是杨贵妃，但却给阿胶背了书。除了阿胶，还有一个最初就以"仙药"出道的补药，给它背书的更是顶级"大咖"——杜甫，他为黄精写过诗：

"自为青城客，不唾青城地。为爱丈人山，丹梯近幽意。丈人祠西佳气浓，缘云拟住最高峰。扫除白发黄精在，君看他时冰雪容。"

杜甫是诗人，诗人必然情感丰富，思维深刻，从医理上讲，这些都需要大脑耗能。而我们全身的能量是有定数的，大脑耗能多了，就会抢夺其他组织器官的能量，首当其冲的就是头发，因为头发无关生死，是次要的，所以"早生华发"的多是用脑过度者。

从药理上讲，黄精确实有减少白发的功能，因为黄精是入肺脾肾经的补阴药。

"肺开窍于皮毛"，肺气与气血在皮肤和头发上的输布关系密切；脾为"气血生化之源"，脾不虚，吃进来的营养才能转化为阴血，而"发为血之余"；肾"其华在发"，肾气足，人不早衰，头发也就不早白。黄精入肺脾肾三经，肺脾肾这三个与头发状态相关的脏腑，都被黄精涵盖了。

黄精通过给肾这个"树根"浇水施肥，通过对脾这个"中继站"的维护，通过对能"朝百脉"的肺的滋润，就算是头发这种"边远地区"、次要组织，也能因阴血的充足而受益，所以才有了诗人"带货"——"扫除白发黄精在"。

需要注意的是，在这句之后还有一句，"君看他时冰雪容"。很显然，黄精不仅能乌发，还能让整个人呈"逆龄"状态，变得更美。这也很正常，因为一个药物或者食物，如果连头发都能改善了，那它补益给全身的一定远远超过头发；因为头发是"小河"，"小河"能有水，一定是身体这条"大河"已经江水满溢了，血富余了，肾精足了，作为"血之余""肾之华"的头发才会乌黑浓密。

就是因为黄精有这个作用，所以古往今来的中医方剂中，只要涉及抗衰老、防早衰都会用到黄精，乌发生发只是改善全身状况时"买一送一"的收获。更重要的是，黄精性质平和，不温不燥，无论是古人为了养生而"辟谷"时，还是灾年没有粮食吃时，黄精都可以替代粮食，因为黄精比粮食能被更快、更直接地转化为阴血，直接给身体补亏空，夯实地基。

黄精乌发名方

配方

制黄精 10 克，炒麦芽 10 克，饴糖若干。

做法

用保温杯开水冲泡后闷半小时再喝，或者用养生壶煮开 20 分钟后再喝。一天之中不断蓄水，喝到没有味道了再倒掉，第二天换新的。只要不影响胃口，大便正常，这个茶可以时常喝。

饴糖

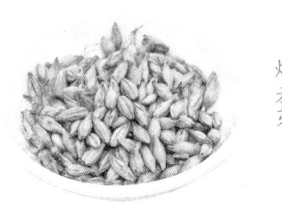
炒麦芽

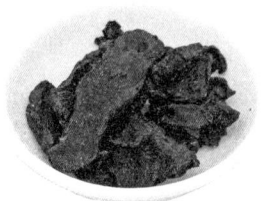
制黄精

所以，南北朝的名医药学家陶弘景，把黄精叫作"仙人余粮"。明代的《景岳全书》中则称黄精："一名救穷草。味甘微辛，性温。能补中益气，安五脏，疗五劳七伤，助筋骨，益脾胃，润心肺，填精髓，耐寒暑，下三虫。久服延年不饥，发白更黑，齿落更生。"

能乌发、能使人变美的黄精是制黄精，经过九蒸九晒的炮制之后，制黄精是黑色的，所以它能入肾经。制黄精可以用来炖汤或者煮水代茶饮，但因为黄精性质有些滋腻，为了帮助吸收消化，可以配合陈皮或者炒麦芽，来增加健脾力量，也便于长时间服用。

乌发传世名方：二至丸

明白了头发与中医肝肾的关系，要想避免头发早白、脱落，必须补肝肾，同时还要兼顾到清虚热，才能减少肝血、肾精的消耗。这里就要谈到一个代表方"二至丸"。

关于它，有一个传说：明末安徽地区有位叫汪汝桂的名医，从小体质较弱，弱冠之年仍长得羸瘦单薄。但他聪明过人，专心精研医书多年，只因先天不足，未到40岁便须发早白，头目昏花，时常腰酸背痛。

有一次他投宿寺院，遇到一位百岁老僧，只见老僧耳聪目明，须发乌黑，步履矫健，便向其请教养生之道。老僧指着院中一株高大的女贞树说："取女贞子蜜酒拌蒸食即可。"汪汝桂觉得很有道理，为增加疗效，他又取滋补肝肾的墨旱莲配伍，将墨旱莲捣汁熬膏掺和女贞子末制成药丸，试服了半月，觉得效果很好，便连续服用。数年后，汪汝桂探望好友汪昂，汪昂见他全无昔日的病容，颇感惊诧，汪汝桂便如实相告，汪昂就将女贞子、墨旱莲疗肝肾不足一方，收进《医方集解》一书之中，称之为二至丸，只不过《医方集解》刊出后，正式署名的作者却是汪昂了。

二至丸是中药名方中最按节气采摘制作的：这个药要用冬至那天采收的女贞子，和夏至那天采收的墨旱莲。因为夏至为一年中白天最长的日子，阳气最盛；冬至是一年里黑夜最长的一天，阴气最足。这样做出的二至丸滋阴凉血、补益肝肾的效果才最好，更能增加身体的"余粮"。

虽然同为补肾阴的药物，与六味地黄丸相比，二至丸养阴退虚热的效果更好，更适合用于血热导致的白发；如果是肝血虚兼有虚热的，可用阿胶和二至丸相配。

阿胶乌发的效果我曾亲眼所见：之前经常去"东阿阿胶"讲课，在那我见过很多世世代代熬制阿胶的家庭，他们算是"胶三代""胶四代"了，很多人六七十岁了，头发仍旧是黑的！

你要知道，东阿县在过去很长时间都属于贫困县，这些人是经过温饱难保时代的，他们头发的状态居然还如此好。因为他们可以"近水楼台"吃到阿胶，阿胶甚至是他们唯一的零食，头发好的功劳就是阿胶。

> 阿胶是入肝经、肾经的，既能补肝血，又能补肾精。头发枯黄，手指没有小月牙，甚至蹲着站起来就头晕的，吃阿胶能很好改善这些状况。

但很多人吃阿胶会上火，因为阿胶补血，调高了身体的平衡点，已经习惯了血虚的身体，不能马上追上血不虚的新平衡，没达成平衡之前就会有些不适，这就是上火。

想避免上火有几个办法：可以先从小剂量吃，每天吃 3 ~ 5 克阿胶，让身体适应了再加到每天 10 克。其次，就是和二至丸配合着吃，用二至丸的凉性"对冲"上火问题，在补血的同时增加补阴的力度。

　　如果不想吃成药，二至丸中的两种药也可以拿来煮水，每个可以用到 10 ～ 20 克。因为药物简单，用平时案头上煮茶的养生壶煮，水开之后 30 分钟就可以喝了。

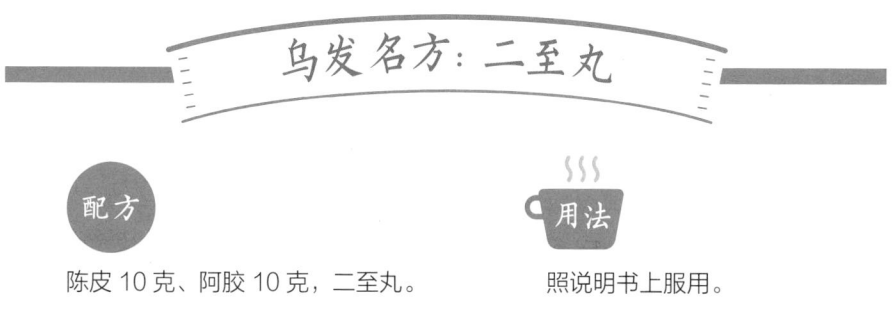

乌发名方：二至丸

配方

陈皮 10 克、阿胶 10 克，二至丸。

用法

照说明书上服用。

　　需要注意的是，女贞子和墨旱莲这两个药，虽然都入肾经，可以补肾，但性质偏凉，脾胃虚弱、平时便溏腹泻的人，吃的时候要谨慎。可以用开水冲泡陈皮 10 克代茶饮，送服二至丸，因为陈皮是温性的，可以健脾化湿，不仅避免了二至丸的凉性，还提高了脾胃的运化能力，使有点滋腻的二至丸更能充分吸收。

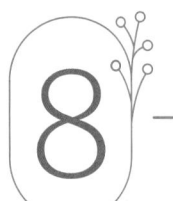

8 —— 黑眼圈

悄悄暴露
你隐私的黑眼圈

你如果仔细观察一下自己就可以发现，到了来月经的那几天，眼圈都会发黑，至少比以前要颜色深，特别是下眼圈，变化更明显。眼周的改变是女性子宫状况的表现，很多有经验的中医就是通过这个征象猜透病情的八九，比如，以前做没做过子宫手术或者人流，甚至人流的次数多不多。

黑眼圈，流产手术做得多

只要子宫有瘀血，处于与平常不同的状态，眼圈就会发黑。月经期正是子宫内膜脱落出血的阶段，所以即便是没有瘀血问题的女性，到那几天也会不同程度地出现黑眼圈的问题，这是正常的，月经一过就会消失。但是，如果黑得严重，而且月经来的时候不畅，颜色也黑，或者有血块儿，这可能就预示着你已经有了瘀血，应该马上注意，否则黑眼圈可能从月经期才有，发展成平时也出现了，乃至成了美容时的心头大患。

如果一个人在不是月经期的时候，眼圈也是黑的，这个人的子宫往往受过创伤，常见的就是流产手术，这种手术做得越多，黑眼圈发生的可能越大，程度也越重。现在的"人流"已经可以通过吃药完成，"药流"这个新技术使很多人觉得现在的流产危险和伤害小了，至少不像以前那样动刀子了，其实，损伤是同样的。无论"药流"还是"人流"，都是一种违背生理的过程，因为从生理角度看，怀孕之后，只有正常的分娩才符合人体自然规律，而流产是在中间人为地打断，首先造成的是子宫的局部损伤，比如内膜清除过程会因为医生的手法太重伤害到子宫壁。同时，自然分娩时，激素分泌的开始和停止都是逐渐的，而通过人为手段突然终止妊娠的时候，这些可能正在顶峰的各种激素要突然停止分泌，等于给身体来了一个"紧急刹车"，这也是民间对流产这样的"小月子"比正常的大月子更重视的原因。因为不仅要修复手术带来的损伤，还要平息这个"急刹车"带来的各种失调，如果平息不好，瘀血就是留下的常见问题之一，这也是黑眼圈发生的物质基础。

所以，要避免黑眼圈，特别是人为因素引起的瘀血而导致的黑眼圈。首先是避免人流这样必要的损伤，如果避免不了，已经做了，事后对瘀血的治疗是消除黑眼圈的关键，具体地说，就是将化瘀作为日常事务了。

中医讲，寒和虚都可以引起血瘀，因为血遇寒则凝，所以要想不出现血瘀，首先要保温，不受寒。不光是流产恢复的那个特殊时期，包括平时，因为寒邪的侵袭是日积月累的，是逐渐加重的过程。你可能已经从感觉上习惯了少穿，感觉上不觉得冷，但身体的伤害不是感觉能反映出来的，往往就是在你的无感中，寒邪已经入侵，血瘀已经形成。另一个是虚，因为"气为血之帅"，血运行要靠气的推动，如果你是个平时就有气无力的弱女子，不堪重负，稍微忙一点，到了下午就疲惫不堪了，那就很难避免血瘀的发生，像黑眼圈这样的问题也在所难免。

腹部保温 = 全身排毒

有的女孩子对"排毒"这个概念很敏感也很信任，因为她们觉得自己的面部皮肤问题都是毒素没排出去引起的，这确实有道理。但是，什么原因使毒素没排出去呢？回答一般是："肉吃多了""运动太少了""便秘了""忘记喝水了"。这些都没错，也是很常见的，但有一点很容易被忽视，或者说，现在和排毒混淆最严重的问题，就是一直被人们忽视的受寒，特别是腹部、盆腔的受寒，在"露脐装""低腰裤"越来越流行的现在，这个问题未来很长时间将是大患。

首先要知道一个事实：腹腔、盆腔的血液占人体血流的 70% 左右，等于是个人体的大血库。而且盆腔血管有个特点，血管壁薄，弹性小，所以流到这里的血液速度会减慢。这时候，如果盆腔或者腹腔再受凉，血流的速度就会更慢。要知道，女人所关心的身体的毒素是要借助血液的流动而排出体外的，血流变慢了，毒素的清除速度自然也变慢，毒素淤积就在这个基础上发生了。即便是你的饮食很健康，也注意喝水，少吃肉甚至不吃肉，身体多少仍会有没有及时代谢出去的毒素，这些毒素就会随血流变缓慢沉积下来，日久天长真的就需要排毒了。

所以，要想避免毒素对皮肤面容的影响，除了减少毒素产生后摄入的机会，还要给毒素的排出一条通路。就是不能受寒，特别是不能让腹腔、盆腔受寒，以保证血流的通畅。

很多女孩子会有一组症状，一个是腹部的坠痛，严重的站久了就坠得难受，在月经来之前更明显。医生检查时

> 对女性来说，不让盆腔受寒的意义首先是可以避免盆腔淤血，如果做不到这一点，除了皮肤粗糙，还会出现黑眼圈问题，这更是盆腔有淤血的标志。

按腹部的两侧明显疼痛，而且会本能地拒按，稍微用力就会喊疼，这个症状很容易被怀疑是附件有炎症，但做 B 超之类的未必能发现异常，这种情况，医学上有个名词，叫"盆腔淤血综合征"，要通过更为细致的检查才能发现，有这个综合征的人的盆腔静脉的血流明显变缓，静脉变得狭窄。前面说的腹痛、腹坠乃至毒素淤积等症状就是这些病理变化的结果，当然了，直接反映子宫状况的黑眼圈也会随即出现。

注意一下这种人还会发现，不管她们怎么吃青菜，怎么吃水果，仍旧有难以改变的便秘问题，通便药能解决也是短暂的，很快就"卷土重来"。原因是这和盆腔的血流缓慢直接相关，也是盆腔淤血的另一个症状。因为结肠、直肠也在盆腔中，盆腔血液瘀滞了，肠道的功能肯定受影响。

难治的便秘是影响皮肤的重要原因，皮肤逐渐变得粗糙、长痘，但这种人需要的排毒办法，不是生硬地通便，而是保温，特别是腹腔盆腔的保温，血液流畅了，妇科脏器和消化器官的功能恢复了，毒素

自然会排出。

韩国人的皮肤比中国人的好，和他们的饮食和保温有很大关系。首先，韩餐的脂肪含量很少，菜普遍很清淡，普通家庭是不可能每天吃肉的，所以去韩国久居的中国人，尤其是中国女孩子，在最初很难适应那种清淡的饮食，总是觉得饿，而这却使她们减少了毒素产生的机会。其次，韩国的传统房间是地热取暖，在温暖的地板上席地而坐，能将一天受到的寒气驱散干净，这是中国爱美女孩子的生活习惯所不能比的。所以，要想避免皮肤因受寒瘀滞而变得灰暗，在白天受凉之后，晚上用热水泡脚，最好是在热水中加一些黄酒，不用质量最好的，烹调中较便宜的黄酒就可以，用酒的温散助推受寒而凝结的血液。

很多白领白天有应酬，需要穿裙子，天冷的时候，可以贴个膏药。现在药店卖的"暖宝宝"，本身有发热的能力，可以贴在脐下1.5寸的地方，那里是气海穴，是强壮穴，贴在那等于偷偷给腹部和盆腔做着热敷，这也是无奈中的权宜之计，只有解决了腹部的保温问题，其他的通便办法、化瘀方药才能奏效。

盆腔瘀血的问题，除了平时保温，睡觉时的体位也能帮助纠正。从力学角度上讲，仰卧的时候，盆腔血管的压力低于站立，侧卧位的时候，压力就更低，古人提倡的"卧如弓"姿势，就非常利于改善盆腔血液的瘀滞状态。所以，不妨慢慢让自己习惯这种睡姿，同时最好穿件长点的、过腰的睡衣，防止在睡眠的时候盆腔再次受凉。

有黑眼圈，吃黄芪、三七，搓热手心敷眼

瘀血虽然发生在子宫，但对中医来说要做全身调理，而且要兼顾

到补气和温阳，因为气虚和受寒对血瘀往往是助纣为虐的。

先说补气，中医讲，"气为血之帅"，意思是说，气是推动血运行的关键。所以，要想不血瘀，首先得气不虚，得有力气把瘀滞的血液推动起来。

我见过很多秀气苗条的女孩子，脸色都不好，虽然不至于有黑眼圈，但整体上肤色发暗发黑，脸上有斑点，斑点颜色很深的。她们虽然没做过人流之类的人为的损伤性手术，但还是有瘀，就因为她们本身是气虚的人，没力气推动血，稍微遇冷了，本身运行就不快的血就瘀滞住了。这种女孩子是要通过补气来祛瘀的，我推荐给她们的药材有两种：一种是黄芪，一种是三七。

三七这个药材很好，男女老少皆宜。因为三七本身有补气的作用，是中药活血化瘀药里唯

> 黄芪已经是我们常用的药膳食材了，用黄芪炖鸡或者炖羊肉，补气的同时还能补血，气壮实了，血就通畅了。

一一个化瘀而不伤正气的。那些本身就因为血液黏稠度高，容易发生血栓的人可以每天吃 1～2 克，装在胶囊里，养成习惯吃，有瘀血的女人也可以如法炮制，逐渐地可以改善血瘀体质。

除了补足自己的元气，使之有能力推动血液运行，同时将保暖形成习惯之外，还有个局部的治疗措施，就是用双手手心对搓，搓到手心发热，将发热的手心分别摁在双眼上，将热力透过皮肤，热度减少时再搓热，再贴，反复做 10 分钟。

我有一个同学，现在已经是针灸专家了，当初她学习很刻苦，居然没有近视眼的问题，后来回想起来，她说她父亲很早就告诉她，看书看累了，就用双手手心对搓，将搓热的手心贴在双眼上……后来她

学了中医才意识到，就是父亲的这个偏方，帮助她躲过了中国学生高发的近视眼。

手心中有两个重要的穴位：劳宫穴、少府穴。

劳宫穴：是手厥阴心包经的穴位，手握拳时，中指直对的部位就是，正在手心中间。

少府穴：是手少阴心经的穴位，手握拳时，小指尖对的那里就是。

两个穴位都和心有关，性质都属火，通俗地讲就是热性的。把它们搓热，其实是将心经和心包经两条阳经的热力引下来，将这种阳性的温暖贴敷在眼睛上，可以提升眼睛的功能。

这样做同时也对眼周的局部有温阳化瘀的作用，对因为寒凝血瘀导致的黑眼圈的治疗原理，和对近视眼的治疗原理是一致的。

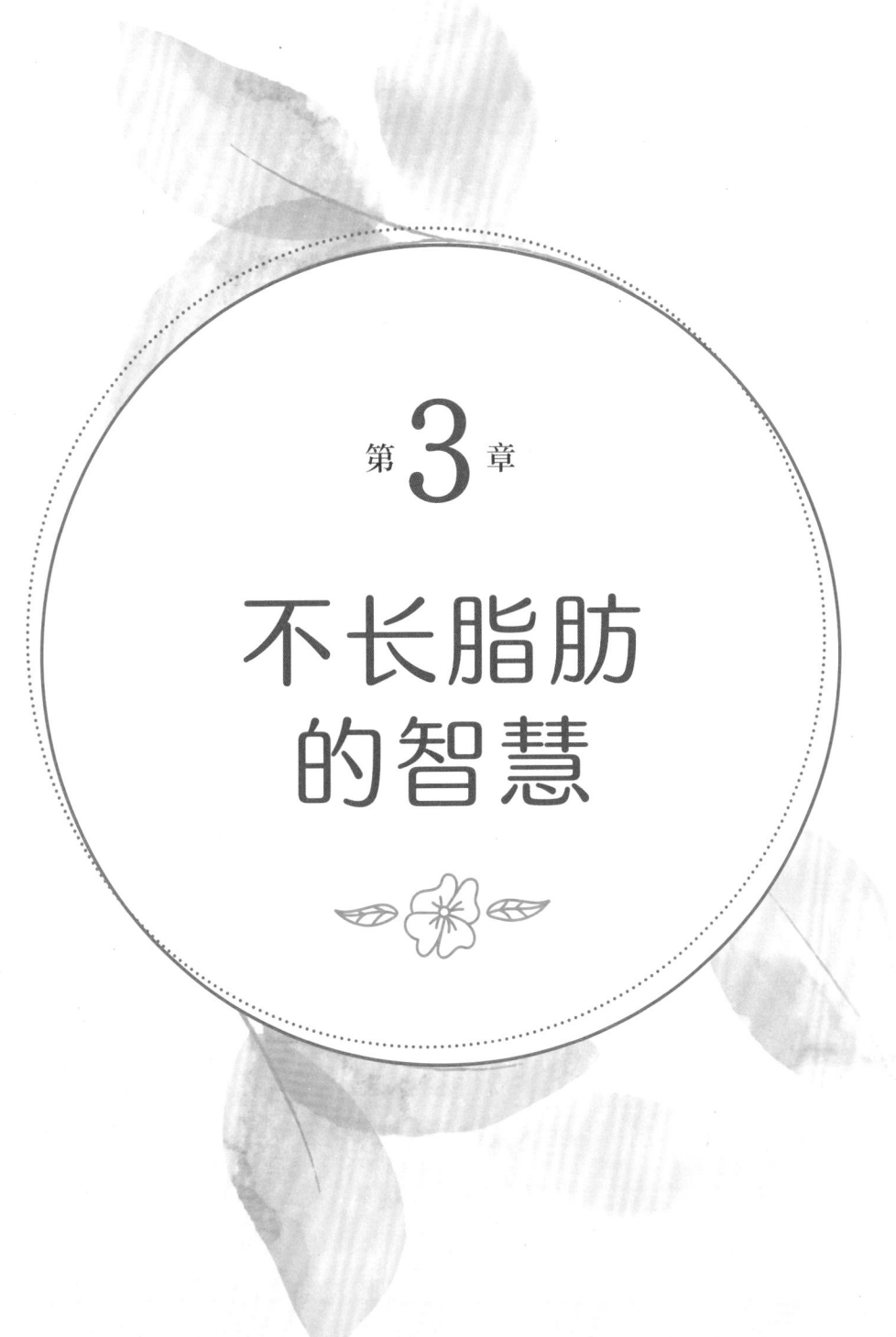

第 **3** 章

不长脂肪
的智慧

元气虚
带来的肥胖

"条条大路通脂肪"

之所以减肥能成为全民时髦的、持久的口号，是因为肥胖是人类的"绝症"、宿命，是躲不过去的。这绝对不是耸人听闻，是基因决定的，因为我们的身体里存在一种至今没有改变的基因，叫"节俭基因"。

这个基因曾经是我们祖先的救命基因。在远古时代，人类能吃的东西很少，只有具备这种基因的人，才可以把吃进去的仅有的食物，最大限度地转化为能量攒起来，以此应付繁重的体力谋生。在漫长的进化过程中，具备这样基因的人，得以生存下来，成了我们的祖先。这是自然的一种优胜劣汰，具备这种基因的人，曾经是"优良品种"呢！

这种我们与生俱来的"节俭基因"，现在仍然携带在各位的染色体中。因为人类基因的变化，不可能像环境的变化那么日新月异，需要很多代的慢慢演化。遗憾的是，现在的生存环境已经今非昔比，人类可以很方便地获得食物和营养，甚至几乎是到哪都躲不开诱人的美食。但那些基因的"节俭"能力仍旧存在，它们一如既往地对已经不再稀缺的食物发挥着能量节俭的作用。这就必然导致能量过剩，过剩的能量最终就以脂肪的形式蓄积在体内，这就是为什么人类只会越来越胖了。

每个想减肥的人，首先要搞清楚这一点，才可能调整你的减肥预期和方式。正是因为这个"节俭基因"每天都在行使着将食物最大限度地转化为能量，储存为脂肪的职责，你的减肥就必须落实在每天的生活点滴中，即便是借助减肥药，也只是借它带给你的一点减肥"曙光"，需要尽快建立不至于发胖的生活方式，自己养成习惯，才能扔掉药物，这才是对付始终存在于你体内的"节俭基因"的唯一的可持续办法。

提供给我们热量的食物主要有三大类，脂肪、蛋白质、淀粉，不管是哪种，你吃进去之后都要转化为你所需的热量，只要能量不被及时消耗掉，剩余的就会以脂肪的形式留在体内，你就会发胖。因此，减肥医生有句名言："条条大路通脂肪。"这就是说，无论是属于淀粉的米饭，还是属于脂肪的肉，还是属于蛋白质的豆腐，只要吃进去的总热量大于你身体消耗掉的热量，就会以脂肪的形式留在体内。所以，这3种物质，并不因为你自觉口味的寡淡和油腻而对你的长胖有不同作用。

事实上，100克豆腐的热量和60克瘦肉的热量是一模一样的。如果你觉得豆腐可以减肥而放开吃，它产生的热量在转化为脂肪时也是不含糊的。只是因为豆腐体积大，你可能会因此少吃，如果多吃的话也是照胖不误。

过去有个传说，说一家种蒜的人家娶了个后妻，后妻只心疼自己生的孩子，前妻留下的孩子不让正经吃饭。那个可怜的孩子吃不饱或者根本没饭吃，就只能把自己家的大蒜烤熟了吃。结果，这个只吃大蒜的孩子居然比后妈自己的孩子还要胖，其实就是这个原因。不管吃什么，只要多吃，吃过了你身体能消耗掉的量，都是会长肉的，天下没有不长肉的食物！

"三子养亲汤"，专治腹型肥胖

过了 40 岁的女人，很多是胖在肚子上的，腰围明显增加，这也是人显得衰老的原因，这在医学上属于"腹型肥胖"，她们的脂肪主要积存在腹部的大网膜上。这个地方的组织非常疏松，脂肪是最容易消耗也是最容易积存的。如果一个人就胖在肚子这个位置，四肢并不壮实，那她的脂肪就可以随时入血，使她很容易变成高血脂，这是发胖带来的第一个健康代谢问题。

同时，这样的胖子还会有"胰岛素抵抗"，就是对胰岛素不敏感。虽然胰岛在分泌，但胰岛素不能调节糖的代谢了，于是胰岛只能拼命工作，增加分泌，直到最后功能衰竭，出现糖尿病或者是加重糖尿病。所以，如果一胖一瘦两个人同时去体检，两个人的血糖都刚刚超过正常线，医生肯定会特别关照胖子，要求她尽快把体重降下来，因为脂肪会影响胰岛素的作用发挥，她的胰腺会比瘦人"辛苦"很多。

高血脂、高血糖这两个原因，足以带来其后的糖尿病、高血压、蛋白尿、高尿酸血症等，这就是一组现代人很难逃脱的"代谢综合征"。形象地说，这种人的血管壁被厚厚的脂肪糊住了，慢慢地就变成了动脉粥样硬化。

"代谢综合征"在中医里一般认为属于"痰湿"，成因还是因为人衰老了，变虚了，营养物质吸收不了，运化不好，停在体内成了脏东西，这就是所谓的"痰湿"。胖人，特别是腹型肥胖的人，一般都有"脾肾阳虚"的本，加上"痰湿"这个标。所以要想使这些人减肥，除了书中说到的补肾益寿胶囊、金匮肾气丸、附子理中丸之外，最好还要加点祛痰湿的东西。因为相对她吃进的东西来说，她的运化能力不足了，要排出这种过多的代谢物，只能增加机体的功能，也就是我们说的"气"，要补气，在补气的基础上再祛除痰湿。

过去有个名方叫"三子养亲汤"，由白芥子、紫苏子、莱菔子组成。之所以叫"养亲"，是因为当初是开给老人的，"亲"是指老人，人老了才会代谢缓慢而生成痰湿。

三子养亲汤

配方

莱菔子（炒过的）、白芥子和紫苏子各 10 ～ 15 克。

做法

每天用开水冲泡代茶饮。

白芥子

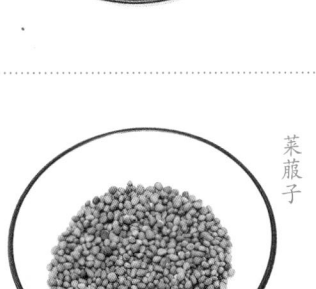

紫苏子

莱菔子

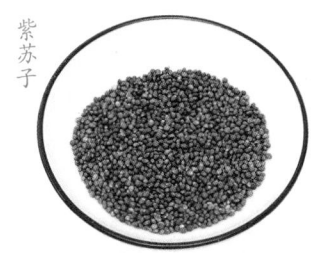

其实，这个方子非常适合有"代谢综合征"的、有痰湿的胖人灵活应用。因为"代谢综合征"本身就是一种衰老的表现，即便你罹患它的时候刚过40岁，在代谢功能上也和一个六七十岁的老人无异了。而且这些存留在体内不能及时代谢出去的东西，是需要有火力燃烧和推动的，所谓"温阳燥湿"。在祛除他们体内"痰湿"，也就是污垢的时候，一定要选择温性的药物做"祛污剂"，因为痰湿是阴性的，非温热性的，属阳的药物不能运化出去。

我因为出版《不上火的生活》一书在北京电视台做《养生堂》节目之后，有一次出门被看节目的人认出来，是个50多岁的人。他说他看了我书中说的"上床萝卜下床姜"之后，家里每天都买萝卜，都是象牙白萝卜，买回来就切成三段，每天晚上少吃饭，用白水把萝卜煮一截儿，蘸点酱油既当饭又当菜吃。就这么吃了一个多月，他发现自己"痰多的毛病没了，而且走路也不再呼噜喘，有劲儿了"。这个人其实就是把"三子养亲汤"改良了，充分发挥了萝卜的"祛污"作用，如果再发挥一点，萝卜是可以一箭双雕的减肥食物。

大家都知道蔬菜有利于减肥，因为热量低，其中萝卜尤其如此，因为萝卜的纤维素丰富，吃进去占据了胃的空间，让你产生饱腹感，与此同时，萝卜就开始它的"祛污"作用了：萝卜生吃的话，它祛上焦的热和痰，比如我们春天的时候因为天气燥热流鼻血，或者干咳嗓子疼，皮肤也干得起皮，吃生萝卜和梨就比较合适。

如果你属于腹型肥胖，明显地感到自己身体笨重，煮熟的萝卜，可以帮助你导滞，晚饭的时候多吃一点萝卜，少吃肉甚至减少一点粮食，首先减少了热量的摄入，而且也符合中医"上床萝卜下床姜"的说法，就会使你的胃肠在入睡的时候非常轻松、清净。

"喝凉水都长肉"怎么办？吃补火的补肾益寿丸、金匮肾气丸、附子理中丸

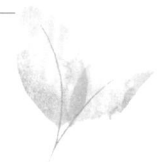

令"胖子们"担忧的是，即便是按照上面的节食理论做了，仍旧不能控制地变胖，即所谓"喝凉水都长肉"，这时候就意味着你的衰老开始了。这些胖人肯定是肥肉多，身体臃肿笨重，之所以长肥肉，是因为身体的代谢能力不行了，脂肪燃烧不出去，这就是他们衰老变虚的证据，如果看中医，一般会被诊断为"脾肾阳虚"。

在人的一生中，肥胖的情况往往发生在人生的两头儿，要么是孩子时期，要么是中年以后。这两个时期有个共性，就是肾阳都是不足的。如果把生命比作一个热气腾腾的锅，肾阳就是釜底之薪，肾阳虚就是作为燃料的"火"不壮了。

孩子在七八岁之前都有"婴儿肥"，脸上胖嘟嘟的，因为胖所以五官被挤得相对集中，我们就会说这孩子"没长开呢"。一开始拔个儿，就瘦了，五官也就有了成人的样子。其实，并不是拔个儿把身体拉长了，而是拔个儿的开始，也正是人体肾阳开始充足的时候，"火力"壮了，有能力燃烧脂肪，"婴儿肥"便被消耗掉了。

到了40多岁，人大多会有不同程度的发胖，因为这时候肾阳开始衰退了，中医讲"人过四十，阳气自半"。意思就是过了40岁之后，"火力"差了，身体里脂肪的燃烧场逐渐缩小，发胖是必然趋势……由此看来，肥胖其实属于虚证，是火力不足的结果，要想不胖，有效的办法是使衰老的进程减慢，燃烧场不缩小，保持充足的火力。所以，仅仅靠吃泻药减肥是不行的，因为泻药一般属于"去火"药，有虚证的时候，人需要的不是"去火"而是"补火"，需要吃能"上火"的补

肾药，才有可能增加燃烧脂肪的"火力"。

中国科学院院士，上海医科大学的沈自尹教授，是中国第一个用西医理论解释中医"肾阳"含义的人。他很早就发现，肾阳虚就是人体衰老的原因，有的年仅40岁的肾阳虚人，她们的神经、内分泌功能衰退的指标，竟然与70岁左右的老人相仿，一下就抓住了肾虚这个衰老的"祸根"。这个研究的"副产品"就是现在可以在药店里买到补肾益寿丸，一种可以改善衰老状态的中成药。

后来发现，这种药物不仅能延缓衰老，还能起到减肥的作用，身体变得紧致了，而且效果远不是吃泻药减肥那么短暂。因为肥胖也是衰老的症状之一，抗衰老的时候就可以把肥也减了。所以，补肾、增强身体的能量代谢，才是中医治疗肥胖的真谛、精髓！

能通过这个原理达到减肥效果的还有金匮肾气丸、附子理中丸，都是身体壮实、火大的人吃了会"上火"的药物，它们的减肥作用，是通过提高人体的亢奋性、消耗性来达到的。以研究脾胃之气而创立脾胃学说的古代名医李东垣在他的《脾胃论》里就说过："脾胃俱旺，

两个判断是否肥胖的硬性指标：

1. 体重指数

体重指数（BMI）= 体重除以身高的平方。BMI大于24认为是超重，大于28认为是肥胖，这个标准更符合我们中国的综合因素。

2. 腰围指数

正常腰围：女性80厘米（二尺四）；男性85厘米（二尺五寸五）。因为腹部是最容易堆积脂肪的地方，腰围指数应和体重指数相互参考。

则能食而肥；脾胃俱虚，则不能食而瘦，或少食而肥；虽肥而四肢不举，乃脾实而邪气盛也。"

"少食而肥"说的就是所谓"喝凉水都长肉"，之所以仅仅靠饮食节制对减肥的效果不明显，主要是因为气虚了，自身的消耗能力很弱了，他们因此是适合用"补火"药减肥的胖人。

萝卜丝饼是一道热量很低、纤维素丰富、主食蔬菜兼备的食物，还兼顾了萝卜的减肥消脂作用。可以在 1 周的 3 天里，作为固定的晚餐，以减少晚餐时热量的摄入。

萝卜丝饼

配方

象牙白萝卜半根，玉米面 500 克，鸡蛋 1 个。

做法

萝卜擦丝，用热水焯一下去掉萝卜的辣气。鸡蛋打入玉米面中，将萝卜丝适度挤掉水分与蛋面搅匀成糊状，加盐和鸡精调味。电饼铛里少放或不放油，预热后将面糊倒入呈饼状，调到"大饼"档，盖盖子至铃声响，萝卜丝饼就做成了。

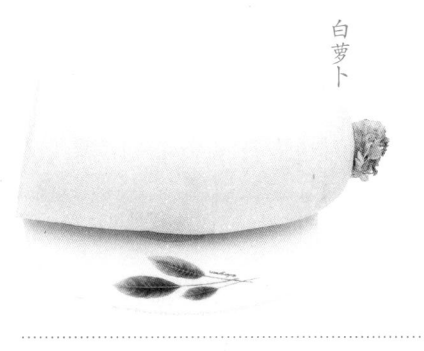

白萝卜

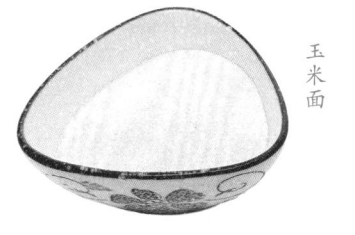

玉米面

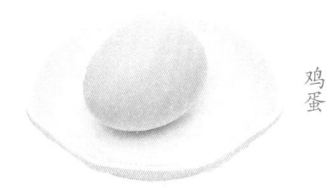

鸡蛋

芹菜是入肺经的，而且含有丰富的纤维素。木耳有减肥消脂的作用，而且可以保持大便通畅。这两种菜很对味，可以作为每天必备的凉菜，坚持吃 1 个月，血脂可以明显下降。

泡椒芹菜木耳

 配方 芹菜，木耳。

 **做法** 芹菜洗净切丝，木耳泡开后用水稍微焯一下，与芹菜一起加盐、鸡精、泡椒、白糖、白醋拌匀就是很爽口的凉菜。

鲫鱼萝卜汤因为没有脂肪所以热量很低，但保证了优质蛋白的供应，同时也发挥了萝卜的消脂效果。

鲫鱼萝卜汤

配方

鲫鱼 500 克，去内脏洗净。萝卜（象牙白、白萝卜均可）500 ～ 1000 克，擦丝。

 做法

鲫鱼和凉水一起下锅同煮，这样煮出来的汤是白色的。汤开后下萝卜丝，开锅后开盖，使萝卜辣气蒸发，至萝卜丝煮烂，加 2 勺黄酒，再开就可出锅，加盐、少许鸡精调味即可。

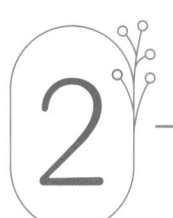

2

阴血亏
导致的干瘦

人参归脾丸可以把
"黄瘦子" 吃成 "白胖子"

　　一部有史诗感的大制作电影，一般都有个美丽、性感的女主角，意大利的莫尼卡·贝鲁奇和中国的巩俐都在此列。性感的女主角首先必须具备的一条就是体态丰满。

　　所谓女人的性感，是要包括精神上的母性和生理上的生殖力的，后者是由体内脂肪决定的。

　　女性控制性别的基因，要在青春期来临，体内脂肪储量达到一定数量时，才能把遗传密码传递给大脑，从而产生性激素。而女性体内的脂肪含量超过体重22%时，才能维持女性的正常性征。所以，过去很多运动强度特大的女运动员，比如马拉松运动员，在训练期间经常出现停经问题，怎么吃药也调整不好，但是只要一停止运动，人稍微胖点，月经马上恢复了，究其停经的原因，就是艰苦的训练使她们的体内脂肪下降到 20% 以下了。

现在很多女孩子为了减肥吃素，这其实有点冒险，因为吃素是引起闭经的原因之一，而且已经多次被报道过了。

闭经就是子宫内膜不能按月增生脱落而使月经停止了。任何一个器官都有用进废退的问题，子宫内膜的增生停止，也意味着子宫功能的停止，子宫内膜开始萎废了，因此，闭经是可以导致不孕的，这是闭经的一大后患。

吃素导致闭经的首要原因是吃素使身体过瘦，女性的脂肪低到了一定程度时，身体自己就会感到危机，和心肺那些生命攸关的器官相比，月经这种生殖功能是次要的，所以身体会在营养不良、气血不足的时候，率先停掉次要功能以保证重点，在女性就是月经失常。所以，从月经来潮的情况就可以看出一个女人身体的状况。其次，吃素使食物的营养出现偏颇，激素的分泌失衡了，这是引起停经的另一个原因。所以，如果一定要吃素，至少要多吃豆类、豆制品，保证"大豆异黄酮"这种植物性雌激素的摄入。

从西医角度讲，脂肪之所以对女性这么重要，是因为雌激素的合成需要脂肪的参与，脂肪也有促进雌激素分泌的作用。女性身体也能分泌雄激素，一部分雄激素就是在脂肪中转化为雌激素。可见，只要脂肪过少，转化的场所就减少，体内雌激素的量就会降低。男人们不喜欢过瘦的女人，这不仅是审美问题，还是生理的本能性选择，因为消瘦确实能削减女人味儿。

雌激素重要，不仅在于它能维持女性的性征，比如乳房的丰满、骨盆的宽大以及月经的正常来潮。除此之外，雌激素对皮肤有着其他物质不能替代的作用，就是它能使皮肤中的水分保留下来，具有保水作用，是一个天然的"保湿剂"。所以，青春期的女孩子，皮肤一般都是水灵灵的，很细嫩，就是因为她们的雌激素分泌充足，使皮肤里的水分保留充足。相反地，女人变老的标志是产生皱纹，除去因为日晒、

如果你本身就是个消瘦的人，自身转化雌激素的场所就有限，自然就会比丰满的女人皮肤显老。因此，女人适度丰满是必要的，过瘦的女人往往有阴虚、血虚的问题。

缺水等外在因素引起的细小皱纹外，雌激素水平的下降是首要问题。

消瘦的女人想增肥，想变得丰满，其难度不亚于胖子减肥，因为她们的瘦是脾胃出了问题，这就非一日之功了。这种脾胃有问题的人，要么不能多吃，要么吃了也白吃，消化吸收不了。

中医讲，脾为"后天之本"，很多后天因素都可以决定脾胃的强弱，比如生了场大病，伤了元气，从此之后很长时间胃口不好，消化功能下降。再比如平时吃东西不注意，冷的热的乱吃，不按吃饭的时间吃，日积月累就会把胃给吃坏了；还有一种就是因为长期的忧思，不愉快，由伤肝导致的脾虚，所谓"肝木克脾"，这种情况更多见，而且难以察觉。

中医讲，"女子以肝为先天"，一是因为肝生血，女人是要靠血养的；另一个原因是，女子更容易伤肝，这是她们先天的薄弱环节。这个肝自然是中医的肝，情绪压抑、悲伤都可以导致肝气郁，气郁日久就要暗耗阴血，直接影响脾的化生气血的能力，所以才把"肝"的特殊强调出来。

中国字中的"嫉""妒"都是"女"字旁，也是因为女人的性情特点，一般女人都比男人心重，这种情绪问题影响的主要是中医说的肝。

还有就是思劳伤心，从伤心到伤脾。大家都有经验，即便是对着一桌美味的盛宴，突然来个噩耗，再好的食物也没了胃口；复习考试

的时候，用脑过度，很少有胃口特好的，考试之后人都考瘦了。西医说的消化系统，也就是中医的"脾胃"，是和用脑、用心关系较密切的一个器官。用脑过度、操心太多可以直接伤脾，这就是中医讲的"忧思伤脾"的含义，这也是心思太细密的女人常有的。

因为在五行中，脾属于土，心属于火，土生火，火是土之子。如果儿子太过强盛，可以反过来欺负母亲，这叫"子盗母气"。也就是说，如果心事太重了，可以反过来克伐脾胃，影响消化吸收。

> 无论是因为肝气郁还是因为劳心，最终都会导致脾胃气虚，消化吸收不好，严重的会出现贫血。

有时候虽然指标上看不贫血，但往往都属于中医血虚的范围，那是因为身体里看似合乎标准的血，因为缺少脾气的推动而不能充分利用了，因此也会头昏、疲惫、面色无华，而且还会失眠。一般情况下，胖子都是比较能睡的，瘦子里失眠的多，就是这个道理，失眠反过来又影响消化吸收，形成恶性循环，身体越来越瘦。

阴血虚了，为什么会影响睡眠？

中医讲，"阳入于阴则寐，阴出于阳则寤"。寐就是入睡的意思，人入睡的时候是要将阳气藏到阴血之中的，也就是心气、心神要回归到心血之中，好像"游子"，白天在外边折腾一天，到了晚上是要回家的。"游子"是心神，"家"就是心血，如果心血少了，甚至枯竭了，这个"家"就没了，"游子"就无家可归，真的成了到处流浪的"游魂"，心神没处寄居，结果自然是失眠。

而且这种心神无所寄居的人，还特别胆小，一点声响可能就会吓一大跳，之后好长时间心都放不下来，总是一惊一乍的。这也是因为她的心神没有心血的收养、保护，始终颠沛流离在外，所以才比正常人更容易受惊。

其一，"归脾丸"是通过归脾达到补血的目的。血足了，睡眠就好了，人体也得到了濡养；脾气足了，就有可能上养清空，

现在药店里卖的人参归脾丸，一直被认定是"脑力劳动者专用药"，因为动脑子的人肯定也要动心，她们的感情比其他人细腻，更容易产生忧思，所以是脾虚的高发人群。她们经常会面色萎黄，爱失眠，年纪轻轻就开始健忘了，不吃不睡的，自然变得消瘦干瘪。

大脑的供血就充足了，健忘就会好转；脾气不虚了，原来不好的胃口会被打开，过去吸收不了的营养现在可以被吸收，一个能吃能睡的人，还愁不长肉、气色不好？这个道理在心重的女人身上也适用。

如果你体形消瘦，而且在消瘦的同时并没被夸苗条，相反倒给人憔悴的感觉，像个黄脸婆，那一定是皮肤缺乏光泽，身材失于丰满，这时候人参归脾丸其实是个从根本上帮你美容丰腴起来的药物，甚至是保健品，可以长期吃。一是因为脾虚的纠正乃至心血的补足不是短期内能速效的，至少要有1个月到2个月的过程才能使疗效巩固。

其二，归脾丸的药材组成很周到。归脾丸的药材中除了直接补血的龙眼肉、当归，还有能补气、使血细胞增长的黄芪和人参，通过补气使血不再虚，而且可以为身体所用。这种方式不是简单的"给人鱼"，而是"授人渔"，就是教给一个想吃鱼的人捕鱼的本事，以后想吃的时候自己去捕，而不是每次吃都要借助外力，向别人要。气不虚了，人就可以自己生血，所以这是个从根本上改变血虚的方子。既然是从根本上改变，就要给它作用的时间，"授人渔"比"给人鱼"要起效慢一点，一般要吃一两个星期才能明显见效。

六味地黄丸、杞菊地黄丸、
麦味地黄丸是干瘪女人的 "滋润剂"

从中医角度讲，瘦人除了血虚，还会阴虚，中医的 "补血补阴"，往往针对的都是瘦人，所谓 "胖补气，瘦补阴"。

我们可以看看甲亢病人，到了甲亢后期，人会变得很瘦，而且是缺少水分，精瘦精瘦的，皮肤也是干枯的，严重的时候，月经会停止，好像身体里的水分、血液都被虚火耗干了一样。中医辨证的话，大多是 "阴虚火旺"，去火的同时要补阴，否则阴血就要耗尽，女人就无法成为女人了。虽然一般阴虚的女人未必严重到甲亢的地步，但如果阴虚就容易干瘪，干瘪本身也加重阴虚，只有打破这个恶性循环，女人才能恢复阴柔的女人味，包括恢复皮肤的柔润。

对这一点，清代著名画家傅青主（傅山）有很好的论述和治疗经验。傅的医技和画技一样高超，《傅青主女科》至今都指导着女性疾病的治疗和身体的保养。傅青主强调的就是补肝血，补肾阴，六味地黄丸就包括了女科补血补阴的 "圣药"：当归、熟地、山萸肉、山药……

如果你是一个干瘦型的女人，六味地黄丸、杞菊地黄丸、麦味地黄丸都是应该长期吃的保养药。它们是从肾阴开始补起，肾阴是全身阴津的基础和仓库，肾阴足了，肝血、肝阴也就足了，有 "大河有水，小河不干" 的意思。

很多人以为六味地黄丸是男用的，因为它是补肾的，其实补肾包括了补肾阴和补肾阳。对男人来说，容易出问题的往往是肾阳，肾阳虚，这种情况应该吃的是金匮肾气丸。而六味地黄丸解决的是阴虚，适合吃这个药的人一般都偏瘦，而且手脚心热，严重的有盗汗。具体到女人，可以因为阴虚而精瘦，皮肤缺水、干枯，这种情况单纯地多喝水是于事无补的，必须通过药物滋阴，平和的六味地黄丸就是这类干瘪女人的"滋润剂"。

麦味地黄丸则是在六味地黄丸补阴的基础

杞菊地黄丸和六味地黄丸都是补阴的，但当你的阴虚很突出地表现在了眼睛、耳朵上，眼睛觉得干涩，耳朵总是像蝉叫一样地鸣响，就更适合吃杞菊地黄丸了，因为枸杞和菊花有养肝明目的作用，或者用枸杞、菊花沏茶喝，送服六味地黄丸，也能兼顾到眼睛和耳朵的问题。

上，针对这些人夜里睡觉出汗的问题，这种汗都是醒了之后发现，衣服、被子是湿的，因为好像是偷偷出的，所以叫"盗汗"，如果出现盗汗就是典型的阴虚。也有的人，除了夜里盗汗，白天也很容易出汗，她们不像胖人，因为热而出汗，她们是在阴虚的基础上又有气虚了。气虚，固护表气的能力就弱，汗就容易出，这样的人有气阴两虚的问题。麦味地黄丸里的麦冬和五味子针对的就是出汗问题，能帮助身体把营养物质收敛住，别都随汗出去。

需要注意的是，补阴药的起效速度要比补气药缓慢，所谓"无形之气易生，有形之血难长"。因此，你不可能期待吃了"地黄丸"系列能让你迅速改善阴虚、消瘦的问题，至少要在吃了一两个星期之后才能感受到明显的疗效，发现自己逐渐温润了起来，从某种意义上说，六味地黄丸是个很稳健的增肥药，它的增肥是通过补阴完成的。这个"肥"是丰润的意思，女人只有在身体丰润之后才可能谈到皮肤的美白、细嫩。

丰满白皙五宝物：
黄精、山药、黄豆、醪糟、蜂王浆

（1）黄精

虽然现在人们开口闭口谈养生，但熟悉黄精功效的人并不是太多。事实上，黄精能使人变得丰满白皙，是很好的补气补阴的药物。《本草经疏》就对它评价说："黄精君，纯得土之冲气，而禀乎季春之令，故味甘、气和、性无毒。"

黄精的颜色是黄的，黄色入脾，所以能很好地补脾气，脾气强了，"则五脏皆实，实则安，故安五脏"。黄精一直是中医养生的上品，翻

黄精枸杞膏

配方

黄精 100 克，
枸 杞 50 克，
蜂蜜少许。

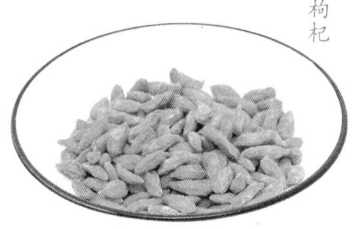

蜂蜜

枸杞

做法

黄精，枸杞，一起煎汤，之后将汤过滤出来，自己调上蜂蜜，做成糖浆或者是药膏放在冰箱里。每天早晚各吃一次，这个量可以吃 7 ～ 10 天，滋阴补血。

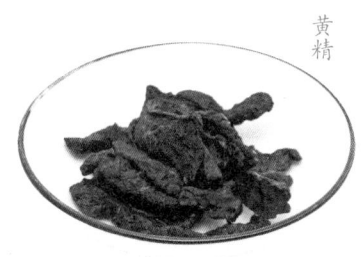

黄精

阅过去的古典医籍，就有类似记载："能服饵驻颜，久而弥胜矣。"就是说，常吃黄精可以保持青春容颜，作用机理就是黄精通过补气使阴血不虚。干瘦且阴虚的女人，可以用黄精和枸杞进行滋补。

（2）山药

山药是现在讲究养生的人常吃的，也很适合瘦弱的女性，因为山药也是补脾的。《本草求真》中记载它能"长肌肉，强阴，润皮毛"，其实就是通过补气使气血充盈、身体丰满、皮肤润泽。秋天是山药上市的季节，但它的补益不可能速效，所以要形成习惯，每天坚持吃半根（500 克左右），蒸熟之后加点蜂蜜，调味兼以润燥。

（3）黄豆

民间有个名方，叫"肥白方"，顾名思义，吃了之后可以使人丰满白皙。其中就两种食物：一个是大豆，一个是猪油。《名医别录》中说，大豆黄卷（大豆发芽后晒干而成）主治"五脏不足，胃气结积，益气，止痛，去黑，润泽皮毛"。猪油补虚润燥，使人肥健。两者合

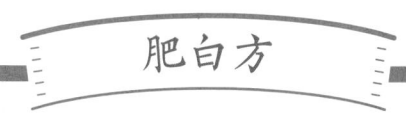

肥白方

配方 黄豆或黑豆，猪油。

做法 将黄豆或黑豆洗净，用水浸泡，待外皮微皱时捞取，放入竹筐内，上盖湿布，每天淋水 1～2 次，保持一定湿度，使其发芽。待芽长到 1 厘米左右时，取出晒干，炒熟磨粉，然后加入猪油适量，拌匀，制成重约 10 克的丸，每次 2 丸，每日 2 次，可渐增至每次 3～4 丸。

用，有补益肺脾，增进食欲，令人肥白之效，故名"肥白方"。

很显然，能使人"肥白"同时保持健康的就是大豆，可以是黑豆，也可以是黄豆。现在治疗更年期综合征，很多女人都去吃大豆异黄酮，因为大豆异黄酮有类似雌激素的作用，可以使因为雌激素突然下降带来的不适得以减轻或者消失。也就是说，能提纯出大豆异黄酮的大豆，可以作为保持"女人味儿"的食物经常吃。《本草纲目》中记载它是"久服，好颜色，变白不老"，这应该是对大豆最权威的褒奖了。

到底该喝牛奶还是豆浆，专家们一直各持己见。这就要看给谁喝，在什么时候喝。牛奶的蛋白质和钙质的配比更合理，更好吸收，为了补钙，预防骨质疏松，建议多喝牛奶。但如果是个接近更年期，或者身体消瘦，虽然没到更年期，但已经有了卵巢早衰征兆的女人，建议多喝豆浆。因为其中的大豆异黄酮可以使你在补钙的同时，补充植物雌激素，抑制早衰的发展，这也是大豆可以使人"变白不老"的物质基础。

（4）醪糟

醪糟是用糯米发酵而成的，南方人经常吃。"醪糟炖蛋"则是干瘦女人适宜坚持吃的早餐。

《本草纲目》中评价糯米"暖脾胃""补中益气"，发酵了的糯米又增加了热性。身体消瘦，阴血虚的人，是很容易出现血瘀的，而血有"得热则行"的特性，醪糟的这点温性正好能和缓驱散瘦人身体中的寒气，防止进一步的血瘀。

老话讲"上床萝卜，下床姜"，之所以要在白天活动的时候多吃姜，就是出于御寒的目的，在这一点上，温性的醪糟也有类似的作用。每天早餐用它炖一个荷包蛋，热量和蛋白质都兼顾的同时，还能发挥

醪糟桂圆炖蛋

配方

醪糟两大勺，鸡蛋 1 枚，桂圆 3 ～ 4 枚。

鸡蛋

做法

醪糟两大勺放锅中，加水煮沸，将鸡蛋 1 枚打入，同时加入桂圆 3 ～ 4 枚，煮至鸡蛋熟即可。桂圆肉有温阳补血的作用，能加重醪糟的温补之效，是气血亏虚女性入秋之后的首选早餐，补益的同时还保证了蛋白摄入。只要最近没有感冒、上火问题就可以吃，如果觉得吃了上火，可以去掉桂圆肉，只吃醪糟鸡蛋，让补益的作用稍弱一点。

桂圆

醪糟

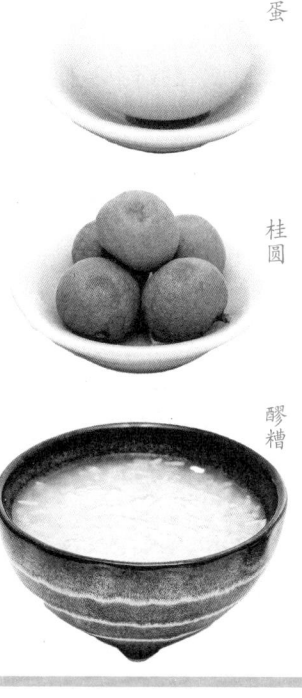

活血化瘀的药效。发酵了的糯米更容易吸收，在胖人是个增肥的大忌，但这一点正好为瘦人所用。

（5）蜂王浆

日本人过去做过实验，他们将一种含有微量雌激素的物质让更年期的女性涂抹在大腿内侧、皮肤最薄的地方，结果发现，涂抹过这种物质的女性，更年期的不适明显减轻，而且大腿上的皮肤也变得比其他部位细腻。可见，雌激素是可以透过皮肤吸收的，而这个包含了雌激素的物质就是在日本卖得很贵的蜂王浆。从某种程度上说，可以借助蜂王浆美容驻颜。

雌激素透过皮肤吸收的效果很好，对局部皮肤的保水作用非常直接。但有个问题，如果你的雌激素摄取过多，雌激素和体内其他激素之间的比例被打乱，就会导致妇科恶性肿瘤的发生。现在女性妇科肿瘤的高发，就和我们处于"环境雌激素"中有关。

环境雌激素是人们服用的避孕药物或者使用的化学洗涤产品，排放到环境中降解产生的。现在的女性比她们的母亲、祖母那一辈从面容上显得年轻，很多年过四十的人仍旧青春靓丽，这和无时无刻不与环境雌激素"有染"有直接关系。但是，使用雌激素来美容是要冒罹患肿瘤风险的。我有个做妇科医生的朋友，从来不买美容院自制的护肤品，特别是那种用了之后很快就使皮肤显出水嫩的产品，因为只有靠雌激素的作用才能这么速效。而雌激素的作用，做医生的她自然非常了解。

但是蜂王浆就另当别论了。鲜蜂王浆由100多种珍稀成分组成，其中含有大量的氨基酸、维生素和微量元素，能完善人体营养，满足人体需要。蜂王浆含有丰富高效的活性酶类和有机酸，所以能起到改善睡眠、增强体质、抵抗疾病的功能。蜂王浆中所含的有抗肿瘤抗辐射作用的物质叫"10- 羟基 -2- 癸烯酸"，是其在自然界所独有的。另外还含3%目前尚未探明的神秘"R物质"，可以起到调节代谢、活化机体的神奇保健作用。

在蜂群中，只有蜂王是从小吃王浆长大的。这个蜂王，每天都在产卵，即便如此，它的寿命仍是其他吃蜂蜜的工蜂寿命的50～60倍。人们就是从这个现象中发现了王浆的妙用的。

之所以很多人对它的使用迟疑，也是因为其令人永葆青春的同时也含易罹患妇科肿瘤的雌激素。但并不是说所有含雌激素的都因此被打入冷宫了，特别是当它的含量很少，不至于影响正常的生理功能，而且它的其他功效又无可替代的时候。比如你已经有了早衰征兆，消瘦、疲劳，面色看着像个"黄脸婆"一样毫无光泽，月经量也偏少，自己都感到女人味缺少了，蜂王浆其实是很适宜你的返老还童的保健品。

蜂王浆中含有 3 种人类生殖激素，分别是雌二醇、睾酮和孕酮。

据蜂产品专家测定，每 100 克蜂王浆中含雌二醇 0.4167 微克，睾酮 0.1082 微克，孕酮 0.1167 微克。一般成年人每人每月所需性激素的量在 5000 ～ 7000 微克，超过这个量就会对人体造成危害，不超过这个量就对身体健康有益。

成年人每天即使服用 20 克蜂王浆，一个月只能补充 4.8 微克性激素，这还不到最低安全量的 0.1%，如果要使补充的性激素超过这一安全量，则每月需要吃 875 千克的蜂王浆，显然这是不可能的。和蜂王浆明显改变体质的事实相比，这个缺点可以忽略不计。那些每天接触蜂王浆的工人，并没有出现妇科肿瘤发生率增加的迹象。

前面说的，日本用蜂王浆治疗更年期综合征，结果发现蜂王浆是可以透过皮肤被吸收的，而且可以改善皮肤的局部状况，于是，很多化妆品中添加了蜂王浆。其实你自己就可以制作，只要你是那种有点早衰倾向，到医院测雌激素偏低又确实有与年龄不符的情况，这个时候，可以在成分相对单纯的护肤品中，加黄豆粒大小的蜂王浆，每天洗脸后，直接涂抹在面部，它所含的营养物质，包括极其微量的雌激素可以透过皮肤被吸收，直接在面部发挥保水保湿的作用。

如果你是早就有"黄脸婆"的症状，而且总觉得体力不支，很疲惫，可以在清晨起床后用不超过体温的清水送服 1 勺左右的蜂王浆，一个星期后，你会明显感到饮食和睡眠质量的改善，变得能吃能睡了。

骨盆小，可做瑜伽和吃三红汤

过去婆家挑媳妇有个标准，就是屁股要大，所谓"肥臀丰乳"，为的是保证生育，这是多年的经验之谈，也确实符合生物进化的结果，是繁衍所需。所谓大骨盆，其实是说骨盆是开着的，这是女性的正常体形。

和男性相比，女性骨盆外形短而宽，骨盆上口接近圆形，较宽大，骨盆下口和耻骨下角较大，女性耻骨下角为90°～100°，男性为70°～75°，这种先天的相对复杂的盆腔器官结构为女性以后的分娩做了准备。而骨盆紧致的女人，容易出现妇科问题。

对此，你可以自我检验：平卧，两腿放松伸直，两只脚会自然待在那儿。如果是正常的骨盆，两脚之间分开是45°；如果骨盆是开着的，这个角度就要大于45°；如果是骨盆窄，角度就小于45°。有的人脚是向内缩的，或者脚是歪的，她的骨盆也会有问题。

骨盆小的女人，确实容易出现月经问题，因为骨盆太小、太紧，血液循环就会受影响。细心的妇科医生观察过，很多20多岁就没了月经、闭经的女孩，体形大都是瘦瘦的，骨盆和男孩子一样小。而女性特有的雌激素的作用之一就是保持女性的曲线，包括骨盆的相对丰满，这种消瘦的女孩子，雌激素水平肯定也是低的。

骨盆特别窄的人，平时要注意主动去打开它，比如练瑜伽时坐着的姿势，是把两个脚心相对，然后让两条腿逐渐向外撇。如果你是小骨盆，这个姿势就有困难，塌不下去，这就需要训练，先要收里面的肌肉、韧带，慢慢地把它打开。

打开的时候要不光注重下面，要把腿放好，脚心相对，同时上身一定要挺起来，可以靠在墙上挺直。这种锻炼最好能养成习惯，比如每天晚上看电视的时候，可以在后背放一个垫子，靠在墙上，脚心相

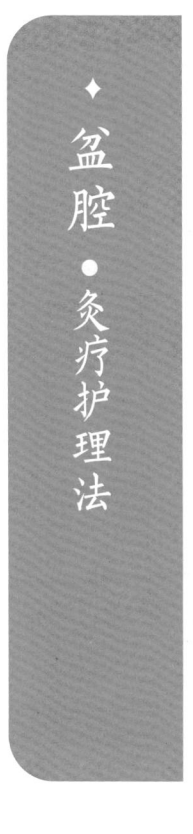

盆腔·灸疗护理法

1. 盆腔后部正中，是"八髎穴"的位置，就在骶骨上，是治疗痛经常用的穴位。冬天的时候，可以每天用热水袋或者"暖宝宝"之类热熨 15 分钟，让热气透入盆腔，化解瘀血，也可以预防和治疗因寒导致的痛经。

2. 肚脐下一点五寸和三寸的地方，也是温肾驱寒的重要穴位，分别是气海穴和关元穴，都是中医的强壮穴、补气穴，是虚弱干瘦女人适于长期温灸的穴位。

3. 从药店买来艾条，用食指、拇指和中指捏出一撮艾绒，并且捏实。切生姜一片，并用针稍微扎几个小孔，置于这两个穴位上。将捏好的艾绒置于姜上点燃，让其热性透过生姜直达盆腔。这样一撮艾绒燃烧完叫"一壮"，每天可以灸三至五壮，坚持下来，冬三月你会明显感到身体强壮，面色红润。

对，慢慢地将胯打开，骨盆舒展，这对改善小骨盆的紧缩状态、改善盆腔的血液循环都有好处。

如果你先天就是这种骨盆狭窄的体形，那就千万别受凉！因为盆腔血液的运行空间本身就小，再一受凉，就更容易有瘀血了。不要呆板地执行"春捂秋冻"的说法，至少你在入秋后要尽早穿厚裤子；针对盆腔做特殊的保温处理，比如在肚脐的周围和腰部，用上可以自动发热的"暖宝宝"；平常休息时，可以在腰上敷个热水袋，使盆腔白天受到的寒气得以驱散出去；入冬之后每天做做灸疗，重点也是围绕腰腹部的，别让寒气积蓄下来。这些都是帮助你改善骨盆条件先天不足的办法。

需要增重，让自己看起来风韵润泽一些的女性，可以尝试下面的食疗方子，如能坚持吃，会有很大补益。

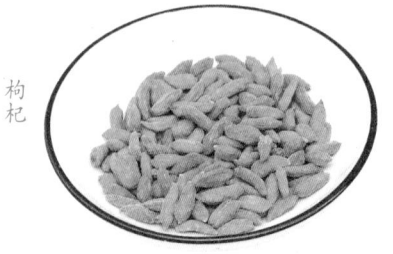

三红汤

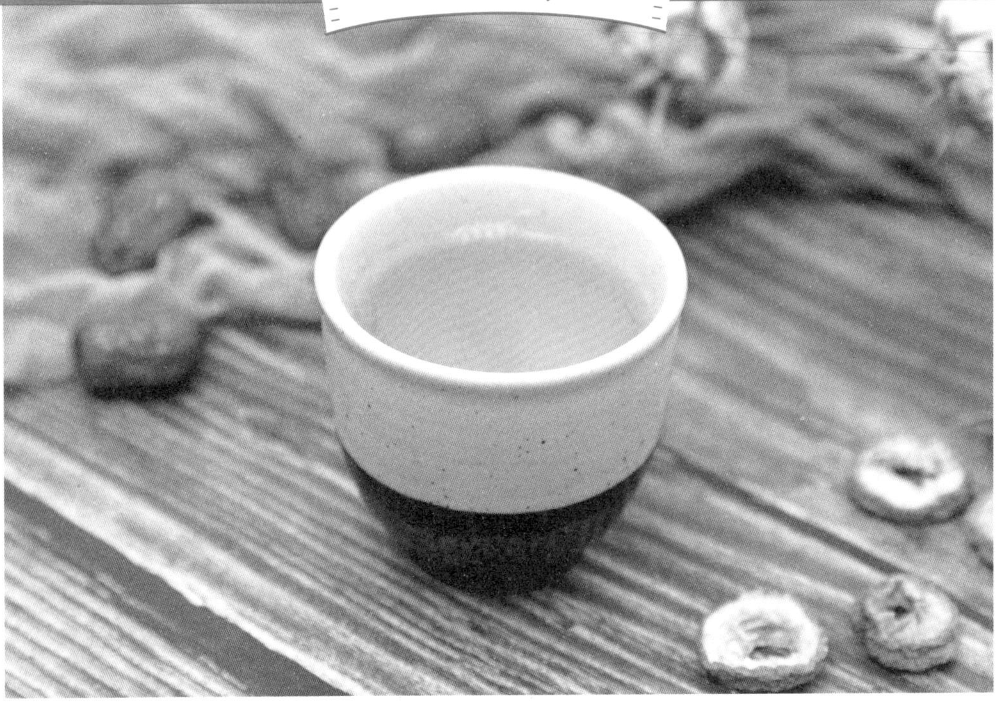

配方

大枣 10 枚，山楂 10 枚，枸杞 25 克。

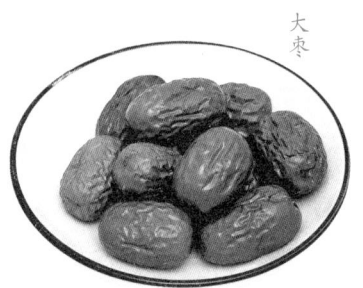

大枣

做法

大枣，山楂，枸杞，共同煎汤煮水，以此汤代
茶。这是一个老中医的自制补养茶，她自己吃
了很多年，年过九十仍旧身体健康、头脑清晰。
这个"三红汤"也适合所有消瘦、体弱的女性。

枸杞

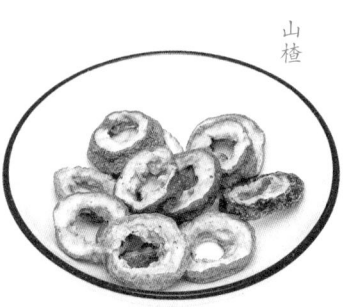

山楂

大枣补血健脾，山楂可以化瘀，因此兼顾到了女性盆腔瘀血，枸杞补益肝肾阴血，加在一起不仅味道不错，酸酸甜甜，而且经常坚持吃的话确实可以改善气色。只要血不虚不瘀，女人的干瘦、无华自然就解决了。

红枣山药粥

配方

大米或者糯米，大枣10枚，山药丁250克。

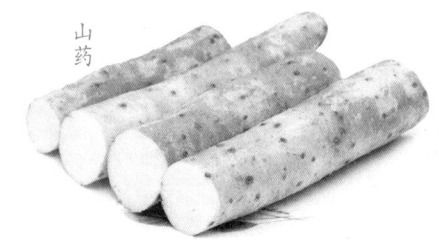

山药

做法

大米或者糯米如常煮粥，开锅后加入大枣10枚、山药丁250克，待山药变软即可。这个粥从山药上市就可以开始吃，毕竟是食物，不可能期待速效，但持之以恒却是改善虚弱、干瘦体质的保证。

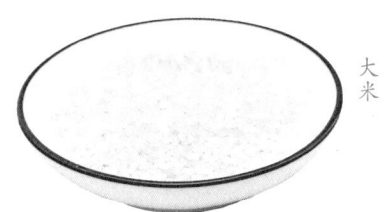

大米

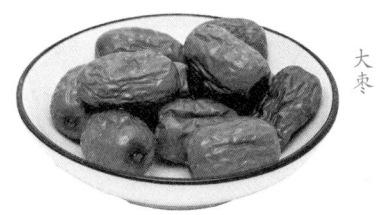

大枣

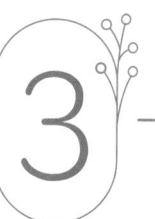

3

水湿不留
——不臃肿

你不是多了肉，而是多了水：多吃茯苓粉

台湾女星林心如曾经在她的微博上发文："昨晚舍命陪君子，连吃了三碗，泡面泡饭泡粉丝，果然今天脸肿得像猪头，眼睛都快张不开了，减肥计划再次失败。"

像林心如这样，头一天吃了，第二天后悔的大有人在，但她们第二天的胖脸、"猪头"，和这三碗泡面、泡饭、泡粉丝没什么关系！她们的胖不是吃饭长出的肉，而是喝汤多出的水；如果一定要说发胖的话，林心如这样的胖，就是"湿胖"。

三碗泡面、泡饭、泡粉丝的热量，就算全加起来，最多也超不过1000（1千卡=4.2千焦）千卡，而这些热量吃进去之后，就算马上睡觉了，也不可能不消耗，因为你的心脏要跳动，你的肺脏要呼吸，这些都是需要能量的。一夜下来，一般人要消耗掉500千卡左右的热量，林心如吃的那1000千卡的热量，最后真能剩下的也就500千卡，转化为脂肪也不过 100～150 克，也就是说，她最多因为这三碗吃的，长出 150 克肥肉。

但是，就算这 150 克肥肉全都贴在脸上，也需要时间呀，这种第二天起床就能看出的胖，不是脂肪使然，而是"注水肉"。如果要说罪魁的话，首先是泡面泡饭泡粉丝的水，而且还遇到了林心如这样身材瘦削的脾虚之人，后者不长于用水，她们的肿，其实都是脾虚湿困的结果。

这些现象在女性尤其常见，特别是为了减肥而不吃主食的人，或者是久坐不动，缺乏运动的人，她们大多是一边喊着累，一边胖着。

大家可能奇怪了，不吃粮食就是为了减肥，怎么还成了发胖的原

> 中医所说的脾，不是我们腹部的那个脾脏，中医的脾类似于身体里的"物流""快递"。脾虚的人，无论是营养物质还是代谢废物，都容易转运不利：营养物质不能及时送到，人就会因为缺乏营养而疲乏无力；代谢废物不能及时清除，人就会臃肿湿胖。

因？因为粮食都是健脾的，不吃主食，而是用肉或者蛋白质代替主食，一方面剥夺了生活中的健脾机会，一方面又加大了消化的负担，如此"双管齐下"，更容易加重脾虚。而中医认为脾是主肌肉的，虚弱的脾带出的无力肌肉，回报的就是瘦肉少而水多的"湿胖"。

如果想前一天吃了泡面也不水肿，不是单纯地忌掉泡面，也不是为了第二天脸不肿而晚上不敢喝水，而是要健脾，增加身体里"物流"和"快递"的能力，只要"物流"给力，那 1000 千卡热量的食物完全可以消耗掉。更重要的是，泡面用的水，你喝的水，也不会滞留在面部，自然就没有肿成"猪头"的问题。

如果你是林心如那种靠脸吃饭的人，或者特别在意自己的容貌，临睡前饿了，想吃东西充饥，最好用茯苓代餐，茯苓对于祛湿纤体特别有效。

古往今来的医籍中，关于茯苓大多都有"轻身"的记载。南北朝名医陶弘景称茯苓："明窍而益肌，浓肠而开心，调营而理胃，上品仙药也"。

其一，茯苓有健脾祛湿作用，通过促进水液代谢，去掉"湿胖"人身上的"注水肉"。其二，茯苓80%都是纤维素，而我们的身体没有消化纤维素的酶，只有兔子、羊这种食草动物才有。之所以我们会把金针菇叫作"明天见"，是因为金针菇含有大量纤维素，茯苓和金针菇一样都是菌类，只不过茯苓是专门长在松树根部的菌类。茯苓完成了祛湿作用之后，这80%的纤维素会被全部排出。所以，茯苓的热量远低于减肥人依仗的麦片、全谷。这两方面的作用加在一起，为茯苓赢得了"轻身"的美誉。南宋《吴氏中馈录》中提到，唐宋市肆中有一

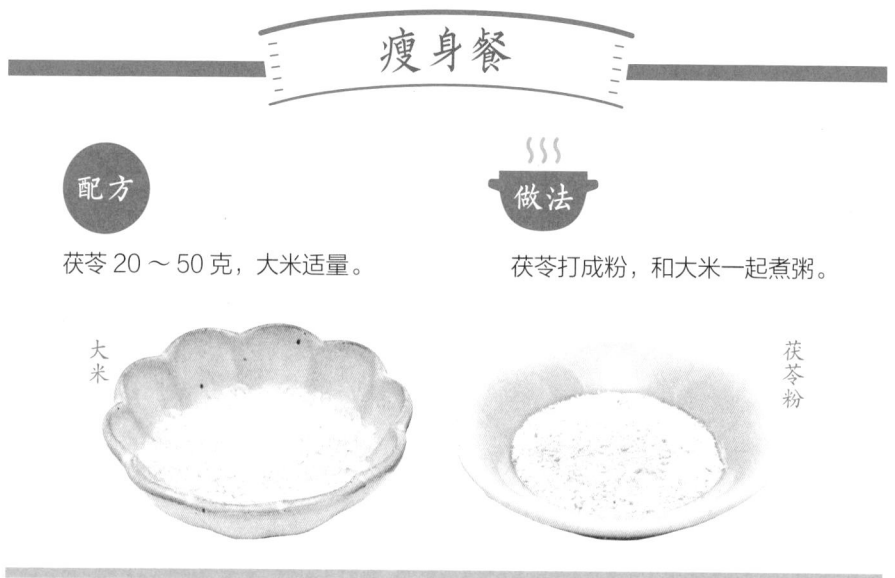

瘦身餐

配方

茯苓20～50克，大米适量。

做法

茯苓打成粉，和大米一起煮粥。

大米

茯苓粉

种叫"玉香糕"的食物，是用糯米、茯苓、人参、白术磨粉制成，它不是一般的糕点，而是能补益身体的营养食品。

每天可以用茯苓20～50克打成粉煮粥代餐，因为纤维素含量高，所以泡发后体积很大，远比精米白面要占地方，通过"骗肚子"，能让你少忍饥挨饿。

肚子大，服用参苓白术丸配愈风宁心片

判断一个女人是不是老了，不光是看脸，还要看身材，看她的肚子是不是比胸高，如果真的是肚子挺过了胸，脸保持得再好也没用。

对女人来说，大腿、臀部的脂肪厚是正常的，这是雌激素影响的，因为女性的脂肪主要沉积在皮下，而皮下脂肪大多就在大腿和屁股上。所以，如果女人先胖了肚子而不是大腿，那只能说明是你自己吃胖的，和雌激素的分泌没什么关系。

其实，所有人的胖，都会先胖肚子，因为腹部的组织特别疏松，消耗不掉的脂肪很容易在疏松的地方沉积。反过来说，如果你开始减肥了，那先瘦的也一定是肚子。

我曾经遇到过这样一个女性，34岁，肚子胖，就像怀孕六七个月，我都担心她有妇科肿瘤，因为有些卵巢癌病人最后发现癌症不是因为出血，而是肚子大、肚子胀，一直以为自己就是胖了。所以我让她先去医院做个妇科B超，结果什么问题都没有，她的胖完全就是油！

她是搞广告设计的，自己开的小公司，为了挣钱，除了睡觉，全天坐在电脑前，几乎不动。很显然，是久坐导致的她肚子大。

从中医角度讲，腹为"至阴之地"，也就是说，腹部是人体阴气最

重、阳气最弱的地方，所以肚子也是最怕冷的部位，受凉后的第一反应是肚子疼、腹泻。中国人过去带孩子，天气很热时，孩子经常光着身子，但再热也要给孩子戴个兜肚，就是要护住阳气不足的腹部。

阴气盛就意味着这里的代谢功能偏低，当我们吃多了，动少了，热量消耗不掉的时候，就要转化为脂肪，而脂肪要在全身寻找一个能安身的落脚之地，自然会找最不容易被阳气化掉的地方，就是腹部。于是，肚子就胖了起来。

肚子一旦发胖，影响的不只是身材。因为腹部的脂肪周围就是肝脏，所以这里的脂肪容易就近入血，由此导致血脂高。只要肚子胖了，就意味着你的慢性病风险开始增加，开始早衰了。

还有一个原因就是，你的体质太虚寒了，越是虚寒，腹部脂肪越厚。因为我们的内脏必须在体温恒定的条件下才能进行生理活动，才能消化食物等，而体质虚寒的人，本身的能量产出不足，为了保证腹腔温度不降低，人体就要通过增加脂肪的办法来减少散热。就像过去卖冰棍是没有冰箱的，为了保证冰棍不融化，唯一办法就是给冰棍盖上厚厚的棉被，以此隔离外边的热量，你肚子上的脂肪就是身体为了避免体内热量过多散失而被逼出来的一层"脂肪被"。所以，越虚寒，肚子上的脂肪会越厚。

对此，大约两千年前的汉代已经有了一张名方，方子的主症之一是"腹重如带五千钱"。这张方子很简单，只有四味药，如果现在去药店买，估计每服药的价格超不过10元钱。

这个名方最初不是

肚子不仅胖，摸上去还是冰凉的，归根结底还是阳气不足了。所以要想减掉肚子，必须振奋阳气，具体说就是温补脾阳、肾阳，通过阳气化掉脂肪。

给胖子准备的，因为彼时，中国少有肥胖者，但当时有些病人和现在肥胖的起因却是一致的，所以就有了这张"超前"的纤体方。时至今日，真要从根本上减肥，中医都会遵循着这张方子的治疗主旨。

这张方子叫"肾着汤"，是医圣张仲景写在他的《金匮要略》里的，一共四味药，白术、茯苓、干姜、甘草，治疗的病症也记载得很详细："其人身体重，腰中冷，如坐水中，形如水状，反不渴，小便自利，饮食如故，病属下焦。身劳汗出，衣里冷湿，久久得之，腰以下冷痛，腹重如带五千钱"。

翻译成现在的话就是，腰身很胖，腰部松垮的肉像挂着五千铜钱一样沉重，腰以下发冷，不喜欢喝水，小便频多。因为脾虚不能运化，水留在体内，这些人身体里有了"注水肉"，所以才又胖又重又冷的。

这个方子的主旨，是通过温性的健脾药，把身体里的水"蒸干"。

南京中医药大学的黄煌教授，对中医经方很有研究，他甚至把人的体质按照适合使用的

最能贯彻这一旨意的，一个是干姜，一个是茯苓。干姜是热性的，能蒸干水液；茯苓是利水的，能排出水液。二者配合在一起，可以加快脂肪的燃烧和水液的代谢。

药物来划分，比如适合大黄的是"大黄人"，适合黄芪的是"黄芪人"等。他为女性设计的纤体瘦腰方法，就是"肾着汤"和"葛根汤"合方使用，前者用来减脂，后者用来纤肌，以此减少女性腰腹间的赘肉。

但毕竟为了治疗"湿胖"而吃汤药的还是少数，为了方便，遵此方意，我推荐两种办法。一种是吃中成药，用参苓白术丸、愈风宁心片，参苓白术丸与肾着汤同一个方意，愈风宁心片则是纯粹的葛根制剂。另一办法就是用生黄芪 10 克、茯苓 10 克、葛根 20 克做成便方或

减肥的肉桂咖啡

配方　肉桂 3 克，咖啡适量。

做法　把肉桂研成粉，和咖啡一起开水冲泡；也可以在咖啡泡好后，把肉桂粉撒在咖啡上。每次肉桂放 3 克左右就可以，而且想要用肉桂咖啡来减肥，最好不加奶和糖，这样咖啡的热量几乎为零，在减肥的同时不会增加新的热量。

者自制药茶，同样体现了蒸化水湿和纤肌瘦腰的双重用途。

还可以将一种补肾药加在茶里或咖啡里饮用。很多咖啡厅都有肉桂咖啡，其实用的就是我们炖肉时放的桂皮，它是入肾经的。研究已经发现，肉桂可以帮助脂肪燃烧，而且加了肉桂的咖啡有抑制食欲的作用。肉桂咖啡也是推荐给糖尿病病人用的，从中医角度讲，借助的就是肉桂的补肾阳功能。

除了减少脂肪，还要增加肌肉。很多人胖，不仅肚子脂肪多，还缺乏肌肉，无力塑形才使肚子里的脂肪原形毕露出来。如果你有四块腹肌，肚子里的脂肪完全可以藏拙（不过，有四块腹肌的人，大多也不会有那么多的脂肪）。

对此，腹肌锻炼是最直接的，特别是"平板支撑"，这个姿势可能特别累，但它的收效也是其他姿势锻炼的几倍。可能第一天只能撑 1 分钟，不要着急，逐渐坚持，到能撑到 5 分钟时，就可以看出一点马甲线的端倪了，这时候你的腹肌也开始强健了。

为什么到了下午，小腿会变粗？

（1）变粗的小腿里多了水

很多女孩子会发现，早上起来的时候腿比晚上细好多，到了中午腿就开始变粗，特别是小腿。

为了瘦腿，她们会躺在床上把腿抬高，甚至倒立。就算倒立能使腿回缩一点，但只要放下来，很快腿还会粗回去。因为腿粗这件事，不是因为多了水，而是因为少了肉，越是肌肉无力的人，下午的腿越容易变粗。这种人就算是小腿不粗，也没形儿，线条不好，特别是脚踝那个地方，不可能很精致。

腿的粗细，是骨骼、肌肉、脂肪共同决定的，减肥减的主要是脂肪，而脂肪在大腿上比在小腿上要多，特别是女性，这是男女性别决定的。

绝经前的女性，脂肪多在大腿和屁股上，所以我们看到很多女性是"梨形体型"，上身不胖下身胖，这是雌性激素使然；而男性多是胖肚子，那是雄激素作用的结果。所以，女性小腿与脂肪的关系没有大腿与脂肪的关系那么密切。

除了脂肪，影响腿粗细，特别是小腿粗细的，还有血液循环。之所以早上起来小腿比较细，是因为睡了一夜的觉，血液均衡地分布全身，腿上的血液不会过多留下来。起床后，血液开始重新分布，受地心引力的影响，无论站还是坐，血都会往下堆积，包括我们去买鞋，下午或者晚上买同样型号的鞋，也会显得小，这就是血液堆积所致。

地心引力对每个人都是平等的，但并不是每个人的小腿到了下午都变粗，这就是由不同的肌肉力量决定的。

我们站立、静坐、行走运动时，腿的感觉和粗细是不一样的。行走或者运动的时候，腿的粗细变化不大，这是因为运动时肌肉会收缩，收缩时会对静脉进行挤压，静脉里的血更容易回流到心脏，不会有太多的血液、水液沉积在下肢。而肌肉挤压的力量越大，回流的效果越好，残留在下肢的血液就会减少，腿就不会变得很粗。

但如果你一直静止地站着，或者坐着不动，这时候肌肉是不做功的，如果你肌肉无力，挤压血液的能力更差，血液回流差，腿就更容易变粗。

> 很多在意自己腿变粗的女孩子，一般都是缺乏肌肉的运动，因为她们减肥大多是靠饿，而不是锻炼出来的；但是，饿只能减脂，并不能增加肌肉的力量。

靠饿来减肥会带来两个问题：

一是稍微吃多点，体重就会反弹。因为燃烧脂肪的地方是在肌肉的线粒体中，不增加肌肉体量，线粒体数量和功能都会不足，多出来的脂肪缺乏"燃烧场"，自然容易发胖。

二是肌肉体量很小，弹力很弱，又缺少运动，挤压静脉的力量不足，静脉里的血回流不到心脏，就会沉积到下肢，特别是下午，尤其是脚踝部，所以这时候脚也变大了。最好的解决办法就是增加肌肉。

很多人担心：增加肌肉会不会使腿变得更粗呢？这个担心是多余的。

运动员、芭蕾舞演员，肌肉都很发达，但她们的小腿并不会因为肌肉发达而粗壮，何况一般人的运动和专业运动员的运动强度差远了，更不用担心因为运动把腿练粗。

而只有在肌肉弹性不足的时候，肌肉纤维才会不紧致，才会没有线条。这一点可以看看学龄前的孩子，他们大多是大肚子，但并不是因为肚子里有脂肪才肚子大，而是因为他们腹部的肌肉没劲，无力约束内脏，大肚子是内脏膨出的结果。

等稍微长大点到上学的时候，这时候脾气才开始健运了，因为脾为"后天之本"，随着增龄会逐渐强壮；长大一点，脾不虚了，肌肉有劲约束内脏，肚子自然就收回去了。所以，如果你是脾虚，肌肉无力的人，你的腿就像小孩的肚子一样约束不了血液循环中的血或者水液，自然腿就容易变粗。很多人在运动减肥一段时间后发现，体重没变，甚至还增加了，但身材却紧致了，就是肌肉开始塑形的结果。

（2）瘦小腿必须健脾祛湿

可以在慢跑或快走前后，增加小腿的拉伸运动，这样便于把肌肉变得修长，而久坐久站，缺乏运动的人，可以通过按摩小腿，增加肌肉推血的能力，回血充分了，腿也就细了。可以上下反复地挤压、捶打小腿，持续 10 分钟，一个下午要做两三次，由此达到刺激肌肉的目的。

除了正确的运动，还有两点可以帮助瘦小腿：首先是中医的健脾药，因为中医讲"脾主肌肉"，健脾的药物和食物都能增加肌肉的弹性，使下肢的血液尽快回流，从而使腿变细，其中最适合的就是黄芪和葛根。

这两个药我经常提起，黄芪能增肌，葛根是解肌，解就是松弛的意思，肌肉有张力的同时还可以松弛，这样肌肉有弹性才能帮助形成线条。除了这两个药物之外，还可以配上茯苓，茯苓的作用是利湿，能帮助将那些沉积在下肢的水，尽快代谢出去，也就有了消肿的作用。

瘦腿汤

配方

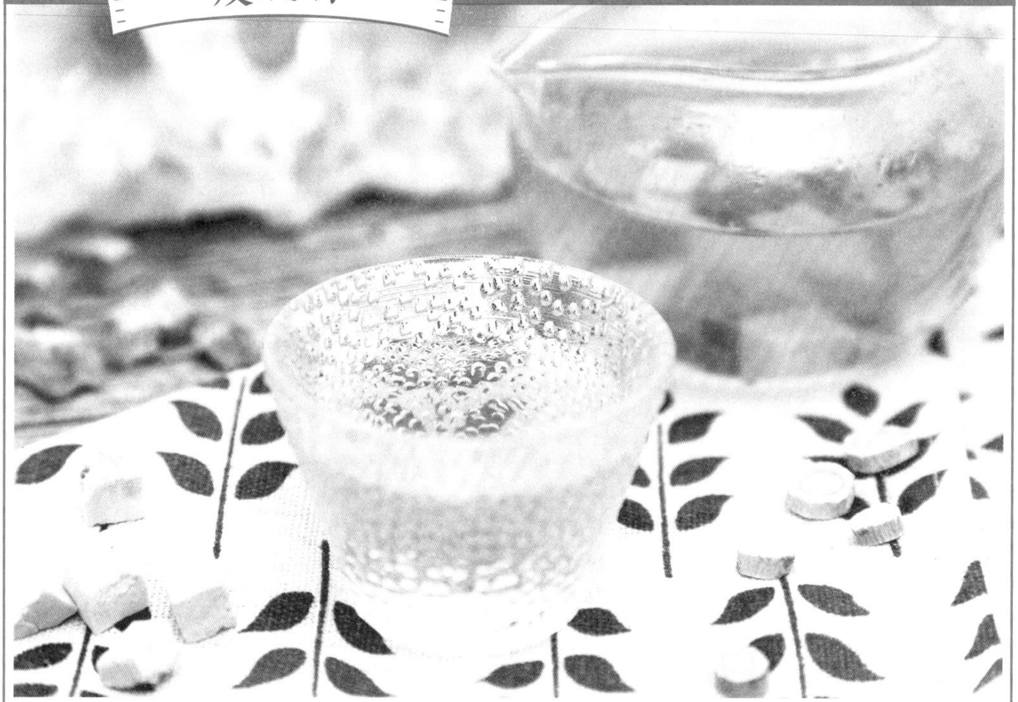

黄芪、葛根、茯苓每天各 10 克。

做法

冲泡代茶饮，或用养生壶炖煮后喝药茶，也可以加在每天的例汤中。

葛根

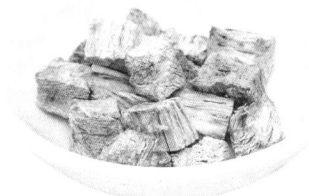

黄芪

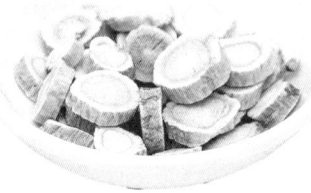

茯苓

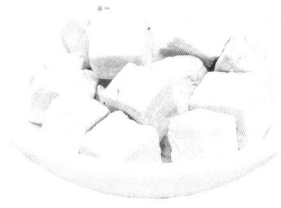

还有两个药食同源的药物，也可以帮助瘦腿，就是薏米、冬瓜。因为很多小腿容易肿的人，还有晨起眼睛肿的问题，除了脾虚导致的水液代谢不好，这样的水肿还与女性的雌激素分泌有关。

雌激素有保水作用，可以使皮肤水嫩，但难免有分泌失调的时候，这就会出现水肿问题，在医学上称为"原发性水肿"，意思是不是因为肾脏、心脏等疾病导致的，而是身体机能失衡引起的。这种水肿不必吃药，饮食治疗是最好的办法，薏米、冬瓜此时有了用武之地。

薏米可以渗湿利尿，这是很多人知道的，但是她们不知道的是，必须是炒薏米。因为生薏米是寒凉的，体质虚寒，吃生薏米会加重湿气，反而不利于渗湿消肿。如果你是在超市买的薏米，一般都是生薏米，买回来要用不粘锅或铁锅炒一下，稍微有点微黄时，这就是炒薏米了，用这样的薏米熬粥、煮水，寒性就减轻了，利湿的效果也会加强。如果是药店买来的，除非你声明要生薏米，否则药店拿给你的一般都是炒薏米，药店买回来的，直接熬粥煮水就可以。

冬瓜是非常好的消肿利湿的食物，而且热量非常低，本身是很好的减肥食物。只不过想要消除体表的水肿，吃冬瓜的时候一定要带皮，这就是中医讲的"取类比象"，意思是同样性质的东西都有共性，可利用此共性来治疗与此性质相似的疾病。

中医治疗皮肤、体表的问题，特别是浮肿，一般都会用到药物或食物的皮，比如冬瓜皮、生姜皮，包括前面说的茯苓，讲究一点的药店分得很细，还有茯苓皮，茯苓皮消肿的力量又比茯苓强很多。

除了运动、药物和食疗，要想减轻各种水肿，还要忌盐，就是氯化钠。因为只要钠吃多了，身体就会多留水分在体内，为的是保持渗透压的平衡，而很多水肿，特别是没有肾病基础的眼睛肿以及下午小腿变粗的情况，很多时候就是因为盐吃太多了，身体不得不过度保水，

配方

炒薏米 10 ～ 20 克，茯苓皮 10 ～ 20 克，冬瓜皮 20 ～ 30 克，生姜皮 10 克。

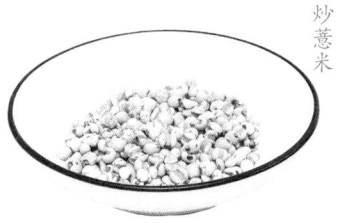

炒薏米

做法

这些食物煮粥、煮水都可以，煮水剩下的食物还可以用来代餐，在消肿的同时还能减肥。

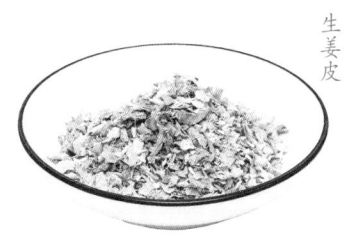

生姜皮

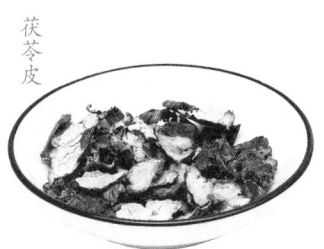

茯苓皮

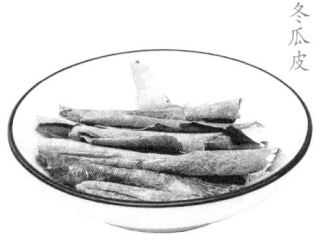

冬瓜皮

才让你变肿的。

　　除了可以看到的盐，一切吃起来解馋过瘾的重口味，都含有你看不到的盐，因为无论甜还是咸，只要有钠，口味的刺激感就会加大。所以要保证口味清淡，不仅要少油、少盐，同时不吃重口味的食物，这样做，长久来说能减少心脑血管病的发生，往近了说能避免你身体的"湿胖"，以及小腿因为水液潴留而变粗。

脸不能被勒瘦，但可以被刮瘦，同时吃参苓白术丸

台湾艺人小 S 曾在一档节目中说，为了保证脸小上镜好看，她睡觉前要在下巴上戴一个有弹性的面罩，睡觉时挤压脸颊，据称很有效，第二天起床后脸可以显小。

这是什么道理呢？那种戴起来勒得难受的面罩，是在抑制肌肉运动，肌肉只要不运动，就一定会萎缩，而且萎缩速度很快，所以这种瘦脸方法如果有效果，也是以肌肉萎缩为代价的。

既然是萎缩，就会影响局部血液循环，没有血液循环，皮肤就要受影响了。我们每天为了美容抹在脸上的东西，吸收非常有限，因为皮肤的营养主要靠的是由内而外的血液供应，以及由内而外的水液蒸发完成，而勒住肌肉到萎缩的程度时，对皮肤营养代谢的影响也就可想而知了。

所以，想要瘦脸，靠肌肉萎缩产生效果绝对是下策，较为安全有效的还是让脸上的肌肉变紧致，首先要去掉脸上的"注水肉"。

很多人的脸大，不是骨骼、结构的问题，也不是脂肪多，而是含水过多。《黄帝内经》讲"诸湿肿满皆属于脾"，水肿、臃肿、肿胀等问题，都与脾虚有关，而西医往往认为这是"甲减"的预警，特别是脸大而且有双下巴的人。

20 世纪 60 年代，中国遭遇自然灾害，很多人因为营养不良而水肿，当时没有什么补药，唯一能帮到这些人的药物就是"参苓白术丸"。

这些人是饥饿、劳累导致了脾虚，脾虚又加重了水的运化不好，由此导致水肿。现在的情况正好与之相反，是饱食加安逸，但同样也

是伤脾的，脾虚之后，代谢废物不能及时清除，人就变胖变肿了，"老药"参苓白术丸也就有了新用途。

参苓白术丸的前身是"参苓白术散"，最早见于宋代的《太平惠民和剂局方》，这是世界上第一部由官方主持编撰的成药标准。参苓白术丸通过健脾，把水液及时代谢出去，面部肌肉组织自然就紧致了。所以，如果你脸上胖胖肿肿，不紧致，只要大便不干，每天至少吃一次参苓白术丸，冲泡代茶饮，或用养生壶炖煮后喝药茶，也可以加在每天的例汤中。坚持一段时间，胖肿的程度会减轻。

消脸部浮肿的参苓白术丸

配方 参苓白术丸。

用法 照说明书上服用。或冲泡代茶饮，或用养生壶炖煮后喝药茶，也可以加在每天的例汤中。

除了药物的帮助，还有一个外用的办法，就是中医的刮痧。

我的大学同学在日本行医、教课，讲到了刮痧的好效果，有个日本学生很认真地记住了，然后按照老师教的方法，每天在自己一侧脸刮痧，而另一侧不刮，就这样坚持了两个月后，拍了照片对比，所有人都服了！每天坚持刮痧的那边明显比没刮的那边紧致、瘦削。

刮痧不像戴面罩紧勒皮肤，而是通过刺激局部的穴位和经络，使局部气血充盈，让皮肤肌肉因为血液循环改善营养，提升代谢水液的能力，相当于给皮肤肌肉吃了补气祛湿的药物。

脸部刮痧法

做法 可以买专门用来刮脸的刮痧板，玉石、牛角的都可以。每天清洁面部之后，抹上润肤露或者精油，用刮痧板从一侧脸部的下颌角向上刮，一直刮到颧弓，再刮下来，重复地刮，一侧面颊刮五六分钟，这样每天交替着刮两三次，这个刺激量就足够了。

注意 刮痧的过程不要用力过猛！因为刮痧不是通过强力的挤压使肌肉变瘦，而是要达到刺激气血运行的目的。所以，只要刮得局部有热感就可以了，最好能让这种热感持续五六分钟，关键是每天坚持。

这样刮痧不仅能提拉紧致局部肌肉，还有很好的护肤作用，因为皮肤从外界吸收营养，有3个必要条件，一个是温热，一个是含油，一个是力度。

温热就是热水洗脸。热气蒸脸后，皮肤表层的角质层细胞间隙会增大，皮肤对外界营养的吸收力度就会增多。含油就是护肤品是脂溶性的就更容易被吸收，因为皮肤基本上只吸收脂溶性的物质。力度就是涂抹护肤品之后，适度搓揉可以帮助渗透、增加渗透，刮痧就是一种帮助渗透的手法。

所以，如果你在热水洗脸后进行刮痧，不仅改善局部肌肉还改善局部皮肤，可以一举两得，如果再配合健脾祛湿的药物或者食物，只要持之以恒，以一个月为周期，面部的改善就应该非常明显了。

怎么祛除双下巴、大眼袋？吃茯苓粥，局部按摩

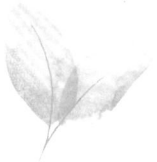

还有一部分人的苦恼，不是脸大，而是早早就有了双下巴，但身

体并不是很胖。为什么会这样？我们先看看双下巴是怎么形成的。

双下巴就是从下巴到颈部之间的软组织垂下来了，这可能是脸部线条最先变得不紧致的部位，双下巴里面既有脂肪，还有疏松的组织以及多余的水。这种情况一旦出现，就不能靠简单的美容手法提拉这种来解决，要先排除是不是"甲减"——一种女性高发的毁容性疾病。

因为甲状腺激素是身体的活力素，分泌过多人会"甲亢"，这种人很亢奋，脾气急，很能吃，但这种活力素分泌过多导致消耗很高，所以这些人往往是干瘦的。

相反，甲状腺激素分泌不足就是"甲减"了，"甲减"的人的活力就不足，总是觉得累，性情都变得淡漠了，水液代谢也慢，不能及时排出的水，很容易存留在下巴这种组织疏松的部位，双下巴就是这么形成的，这在西医叫作"黏液性水肿"。这种水肿是"甲减"特有的，和肾病导致的可以摁出坑来的水肿不同，黏液性水肿是看着肿，但按不出坑。中医则认为，这多是属于脾虚湿重，脾虚水湿停留。

统计显示，40岁以上的女性，10个人里有一个就是"甲减"；还有一部分处于"甲减前期"，算"甲减"的"预备役"，她们会在未来几年中，正式步入"甲减"行列，她们都可能有程度不同的双下巴出现。

对此，西医会通过补充甲状腺素的办法，而且这个补充是终身的，因为你自己已经没有分泌这种激素的能力了，只能靠"外援"，就像糖尿病病人，没有分泌胰岛素能力了，那就要注射胰岛素。

如果让中医看，去掉双下巴或者胖肿的关键点就是健脾祛湿，以此提高代谢率。包括已经有双下巴但还没到

要去掉停留在下巴中的水，只有改变病因，就是增加甲状腺的功能，改善"甲减"。

"甲减"程度的人，或者虽然在补充甲状腺素但症状还在的，也要按照这个办法去治，这就是健脾祛湿。

除了双下巴，还有一个影响容颜的因素，就是眼袋很大，之所以和双下巴放在一起说，是因为它们的发生机理很像。

眼袋里含的是脂肪和水分，因为没有肌肉，所以没有弹性，很容易下垂，连带着让面容提前显得憔悴、苍老。

怎么祛除眼袋呢？大家肯定想到了手术，直接把多出的脂肪拿掉。但问题是：祛掉了眼袋，过几年还会长出来，因为手术只是拿掉了脂肪，并不能改变脂肪产生和水液积聚的原因。

为什么会在眼睛下多出脂肪呢？这是因为代谢率降低了，非但出现眼袋，全身的脂肪、水液代谢都可能降低，所以这时候人的身材也是胖胖肿肿的。再者，眼周的肌肉无力，兜不住脂肪和水液，所以眼袋才会下垂，这些都和中医的脾有关。

要想从根本上改变双下巴和眼袋，以及各种"注水肉"的问题，那就要健脾祛湿。比如人参、白术等能蒸化水湿的健脾药，以及茯苓这类淡渗祛湿药，由它们组成的"参苓白术丸"就可以健脾祛湿。还可以自己做一种"茯苓粥"，类似参苓白术丸的"家庭版"。

因为中医有"药单力专"的说法，意思是药物少的时候，药力更集中，这就要求药物的量，要超过方剂中与其他药物配伍使用的量。

除了食疗，局部按摩对下巴以及眼周的维护，也有辅助效果。

可以每天洗脸之后，涂上润肤油，双手交替，从脖子下端开始向上揉推颈部的组织，推揉到颈部下巴有温热感，这样持续3～5分钟，早晚各一次，每天坚持，形成习惯。

也有祛眼袋的手法：双手对搓，将搓热的手心分别贴在双眼上，凉了再搓再贴。

专祛双下巴或眼袋的茯苓粥

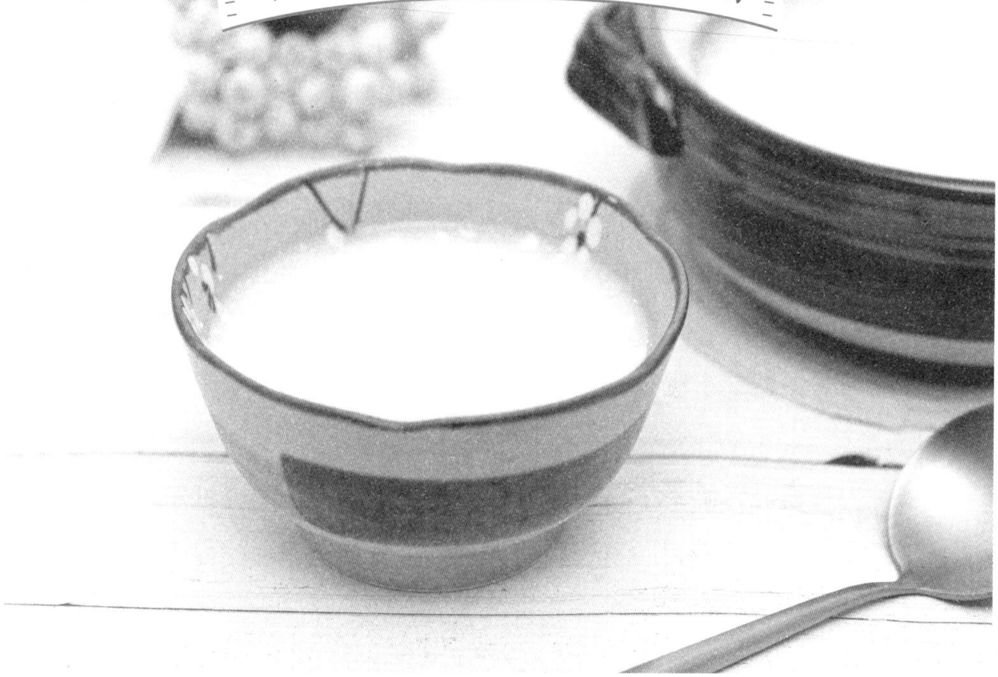

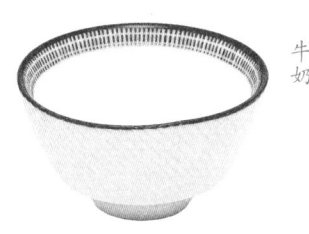

牛奶

配方

茯苓、山药各 30 ~ 50 克,牛奶或豆浆适量,大米适量。

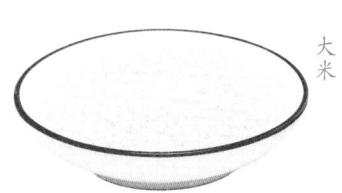

大米

做法

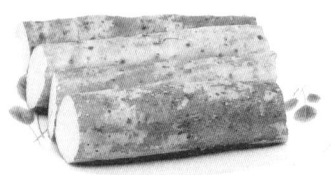

就像我们平时煮麦片那样把它们煮熟,调成糊,也可以加在粥里煮,总之每天尽量吃到这个量,或者索性以此代一餐的主食。

山药

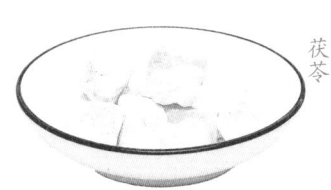

茯苓

因为手心的劳宫穴是心包经的重要穴位，心包经是热性的，而眼袋的产生与能量不足导致的代谢低有关，用热性的穴位敷眼周，等于给这个地方补充能量，既能帮助水分的吸收排出，还能缓解视力疲劳。可以每天抽空做 3 ～ 5 次，每次敷上 3 ～ 5 分钟。

这里再介绍一种缓解视力疲劳，改善眼周状态的偏方。

艾叶是温性的，除了能增加水液代谢，还有温散黑眼圈的作用，同时还能缓解视力疲劳，预防或减轻近视。

我认识一个医生，从小吃鸡蛋时，她父亲都让她先用热鸡蛋敷眼睛，等鸡蛋凉了再剥皮吃。后来她上了大学，又考取了博士。因为学习压力过大，用眼过度，大家一般都近视了，唯独她，始终没有近视，没戴眼镜，很难说不是煮鸡蛋温敷双眼的功劳。近视、眼袋、黑眼圈，都是能量不足的结果，都属于中医讲的虚或者寒。

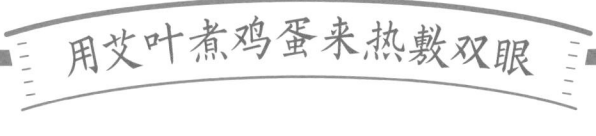

用艾叶煮鸡蛋来热敷双眼

配方

艾叶 10 ～ 20 克，鸡蛋。

做法

每次用艾叶 10 ～ 20 克，鸡蛋煮之前用针扎几个小孔，然后和艾叶一起煮。鸡蛋煮熟后，不要剥皮，用温热的鸡蛋敷在眼周，敷凉了再剥皮吃鸡蛋。

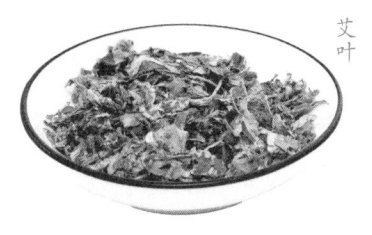

艾叶

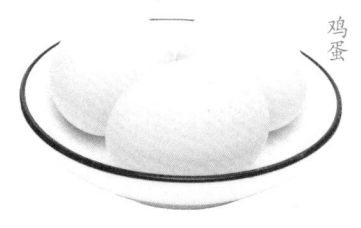

鸡蛋

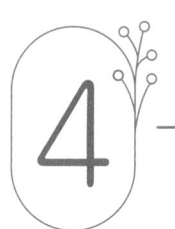

4

不胖的智慧

肌肉之所以重要，是因为肌肉细胞中，给身体供能、燃烧脂肪的"锅炉"最多，这个"锅炉"就是线粒体。肌肉少了，供能和烧脂的"锅炉"就少，所以肌肉少的人，不仅会怕冷，而且会虚胖，臃肿的老态就此出现。

增肌减肥，喝黄芪茶

肥胖是现在人的共同话题，几乎每个人都嫌自己胖，都在减肥。为什么减肥？肯定不是为了单纯地掉体重，而是为了变美！但很多人就算体重指数不超标，人变瘦了，体型也不好，不过是从"大水桶"变成了"小水桶"，依旧因为没有线条而不美。因为线条的产生，很大程度上是有弹性的肌肉塑形的结果，单纯通过饥饿减肥，只能减脂，不能增肌。

具体到女性，"三围"的数值逐渐接近，而这是一个女人变老时的

"金指标"。所以，想减肥瘦身，如果不增肌只减脂，就只完成了塑身的一半，而且随时可能"胖回原形"。

还有一点：同等重量下，肌肉所占体积是脂肪的三分之一，通俗地讲就是，肌肉占分量，不占体积。我们总说身材好的人是"穿衣显瘦，脱衣有肉"，这种人一定是肌肉丰满的，但肌肉占的地方比脂肪少，所以看上去显瘦。

很多人在运动减肥之后发现，体重非但没少，甚至还增加了，但却被告知："你瘦了！"这就是减肥的利好消息，因为他们的肌肉增多了，代替了占地方的脂肪，那些增多的体重其实是"瘦体重"。

"瘦体重"也称"去脂体重"，是除了脂肪以外身体其他成分的重量。成年人骨骼的重量是不变的，肌肉是"瘦体重"的主要部分，所以"瘦体重"越多，肌肉越多，减肥效果越好。

既然"瘦体重"是肌肉决定，那就要通过运动增肌。有人可能会说：我天天运动呀，但不仅体重没变，体型也没变，没人觉得我变瘦，这又是为什么？

首先，运动的时间要够。研究显示，运动够30分钟时，减脂的效果较好，而且即便30分钟之后，脂肪仍旧能燃烧很长一段时间。其次，要改变运动的节奏。这是人们运动减肥时经常犯的一个错误：如果你在运动过程当中一直保持一个稳定的心率，运动强度是恒定的，这虽然对于热量消耗是有用的，甚至可能让你的身体进入能量赤字，但你的肌肉分解会大于你的脂肪燃烧，所以这样的运动反而不利于减

正确的办法是把高强度间歇运动，作为主要的有氧运动。这不仅能维持肌肉的质量，还能加强脂肪的消耗。

脂增肌。

具体做法是：先进行 3 ～ 5 分钟的热身，然后进入第一次运动，这时候要全力以赴地进行 60 秒。跑步呀，骑车呀或者其他运动都可以，但强度必须足够。60 秒之后休息，一直休息到心率恢复到一个合适的水平，一般休息时间在 2 ～ 4 分钟，然后再次全力以赴地进入高强度。这种间歇性运动的关键是：你的每一次运动都要真正地全力以赴，不然达不到增肌耗脂的效果。

因为这种运动负荷大，所以不必每天都进行，每周进行 1 ～ 3 次，最好不要超过 3 次。如果你觉得身体负荷过重，可以缩减运动次数或者运动时间。

还应该重视硬拉、深蹲之类的运动，因为这些运动可以同时刺激更多的肌肉。而且每隔一段时间需要增加你的训练重量，保证每组 5 ～ 8 次重复，运动之后要感到肌肉稍微有点酸疼，才意味着确实运动到肌肉了，这样的运动每周至少做 3 次。

除了运动，还可以借助中医药，特别是肌肉张力很低、很松软的人，这类人如果看中医，都会被辨证为"脾虚"的。对这种人，东汉时期的医圣张仲景，早就在《金匮要略》中形容过，称之为"尊荣人"："夫尊荣人，骨弱肌肤盛，重因疲劳汗出，卧不时动摇，加被微风，遂得之。"这里说的就是养尊处优的胖子，是生活富裕，缺乏劳动锻炼的人群。所谓的"肌肤盛"就是形容他们脂肪多，肌肉少。

很多中医把这种人称为"黄芪人"，必须借助黄芪补气，才能改善他们的体质。黄芪是健脾第一药，也是治疗虚浮臃肿一定要用到的药物。

这种人的身体胖，肌肉松软，立位的时候肚子会下垂；躺下时腹壁向两侧下垂，腹壁软弱无力，腹大而软如棉花枕头，毫无抵抗感；晃动臂膀时，两上臂的赘肉如蝶；食欲好，但没力气，舌淡胖，这是因为脾气虚，不能运化食物的结果。

可以每天用 10 克生黄芪当茶喝，养成习惯，再配合运动，会逐渐觉得有力气了，身体也不那么臃肿了，这就是增肌的结果。肌肉增加的过程中，代谢率、脂肪的消耗以及水的蒸化都会增加，虽然从体重上没减少，但体型上却变紧致了，这就是变美的开始。

"减肥餐" 你要这样吃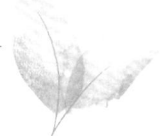

既然要减肥，必须谈到节食。现在研究发现，简单有效的减肥办法是：每周拿出 2 天来限制一下饮食，余下的 5 天照常吃，坚持一个月，你的身体就可以明显变瘦！更重要的是，这种轻断食还能帮你排毒，防老！

当身体处于饥饿状态时，为了节能，细胞会把体内无用的、有害的物质吃掉，就是"自噬"，这不仅保证了细胞的活力，还去除了癌症等疾病的发生基础。2016 年，日本生物学家大隅良典就因发现了"细胞自噬"的机制，而获得诺贝尔生理学或医学奖。

美国康奈尔大学的研究者曾对动物进行试验：让老鼠减少摄入30% 的热量，结果寿命延长了 30% 至 40%。更有意思的是，那些吃得多，通过运动而苗条的老鼠却并不增寿，由此可见，适度的饥饿才是关键！这个自噬，相当于身体的自我排毒能力。

什么时候这种能力发挥最好呢？就是当你的血液中氨基酸减少的时候，而血液的氨基酸就是我们吃进去的，粮食、肉类都含有氨基酸。

而前一天晚饭和第二天早饭之间，空腹时间最长，最适合启动这种排毒功能。最简单的办法是，晚饭在晚上 6 点前吃，之后除了喝水，尽量少吃东西。实在饥饿，也最好用谷薯类食物，比如芋头、山药这类充饥，它们纤维素多，热量低，糖分和氨基酸都有限，这样就可以延长"细胞自噬"的时间。中国有"晚吃少"的讲究，现代营养学也说"晚餐要吃得像乞丐"，不仅为了避免发胖，更为了防病甚至防癌。

"轻断食"的这两天也不是彻底饿肚子，每天的热量可以吃到 500 千卡。如果能找到热量低、营养均衡、饱腹感强的食物组合，你可以相对轻松地度过这两天。下面的食物可以作为参考。

2 个鸡蛋，1 袋牛奶，加在一起的总热量是 250 千卡。可以把杂粮粥当主食，100 克的杂粮粥是 47 千卡，两碗才不到 100 千卡。杂粮纤维素多，饱腹感强，各种矿物质、维生素也多，可以保证节食过程的营养均衡。

再下来是蔬菜，500 克油菜的热量大约是 100 千卡。蔬菜是食物中热量最低的一种，只要你不用太多的油来炒，或者是水煮，多吃既能解饿又能保证维生素摄入量。蔬菜的维生素含量，远比水果要高得多。剩下的热量就交给水果吧，如果是夏天，可以吃西瓜。西瓜是最好的减肥食物之一，因为它的水分多，热量相对低，500 克西瓜才 100 千卡的热量，比其他质地致密水果热量要低。

这样综合下来，2 个鸡蛋，1 袋牛奶，2 碗杂粮粥，500 克油菜，500 克西瓜，这些食物在一天中吃完，热量是 500～600 千卡。而这个饮食量，并不至于让你饿得前心贴后心，正好符合"轻断食"那两天的热量标准。

余下的那五天，不过油、过甜、过饱，同时保证每日摄入 70 克蛋白质，因为蛋白质是身体细胞的重要组成部分，是肌肉合成的"原料"。

我们经常看到生病或者恶性减肥的人，瘦得脱形，那就是他的蛋白质被消耗太多，影响到身体结构了。减肥时保证蛋白质摄入量，可以让你虽然瘦但是不"垮塌"，而且还有两个有利的特点：

第一点是，蛋白质比较经饿。因为蛋白质在胃里的排空时间长，而摄入只含有 10% 蛋白质食物的人，在早餐之后 2 小时就开始感觉到饥饿了。

第二点是，身体消化蛋白质的耗能，比消化脂肪、碳水化合物的耗能都要大。这个耗能相当于蛋白质本身能量的 30%，也就是说，你吃肉之后，身体获得能量的三分之一是用来消化这个肉的。而碳水化合物的耗能只有 5%～6%，脂肪的最低，是 4%～5%。这叫"食物的热效应"。

如果你吃清汤素面，就算滴上几滴香油，也很快就饿了；但如果加了瘦肉片或者鸡蛋，不仅经饿，而且因为食物的热效应高，真留给身体转化为脂肪的热量，可能比单纯吃素面还要少。

另外一个原因就是蛋白质是肌肉组成的主要成分，肌肉越结实，线粒体活性越高，而线粒体是脂肪的燃烧场，线粒体越多，越能帮助燃烧脂肪。所以"肌肉男"既不怕冷，也很不容易发胖，因为他们肌肉中的线粒体，除了能产生热量保温，还能让脂肪燃烧。

哪种蛋白质才是最好的？必须是海参之类的高档货吗？蛋白质好不好，不在价格，而在其所含的氨基酸。如果能与人体所需的氨基酸比例特别接近，人体对其的利用度就高，最好的蛋白质应该能 100% 被身体吸收，这种食物叫作"氨基酸平衡食品"，这才是最有营养的食物。

哪些食物是"氨基酸平衡食品"呢?

排名第一的是人乳,这就是提倡母乳喂养的原因,因为婴儿发育非常关键,必须保证食物的高吸收率。人乳之后就是鸡蛋,氨基酸平衡指数也可达到100,鸡蛋中的蛋白质可以全部被身体吸收。因为鸡蛋是最大的受精卵,未来要发育成小鸡的,是新生命的基础,所以必须具备最完整的营养结构。

排在鸡蛋后面的是:牛奶95,黄豆74,大米67,花生65,小米63,小麦53,芝麻50。除了牛奶,其他都是植物的种子,和鸡蛋一样,未来要生发出新生命,所以必须自带平衡的氨基酸结构。

也就是这个原因,《黄帝内经》在食物评价排行中,将五谷放在第一位,所谓"五谷为养,五果为助,五畜为益,五菜为充"。五谷是最养人的,中医典籍中的病后调养也都是糜粥,而非肉汤,就是要在病后恢复的关键时期,在不多的食量中,保持氨基酸的最大吸收度。

一个成年人,每天可以吃200克瘦肉、2个鸡蛋或者100克左右的豆制品,主食也含有一定量的蛋白质,这样加在一起,基本可以达到甚至超过70克蛋白质。这样以5∶2的节食节奏,不只能减脂,还能保证肌肉不减,更能防病抗衰老,启动我们前面说的"细胞自噬"。

吃甘麦大枣汤和百合汤的合方,保证你睡觉香

如果我说睡觉能减肥,估计有人不信,因为她们觉得,睡觉时不运动,食物还不都囤积起来变成了脂肪?

可能就是出于这个原因,很多人为了减肥,晚上不仅不吃或者少

吃，而且还熬夜，担心吃了之后睡觉时没处消耗。

这中间有两个错误：首先是误会了睡觉。只要人活着，就是睡得再沉，呼吸、心跳都在进行中，你睡了，但它们可没睡，包括通过皮肤无时无刻不在进行的"无感蒸发"，在你睡觉的过程中都在进行，这些功能的维持是需要能量的。所以，一个体重正常的成年人，睡8小时下来，一般也要消耗500千卡左右的热量。也就是说，你完全可以吃一顿不长肉的晚餐，只要这顿晚饭的热量不超过500千卡，就算吃了之后什么也不做，直接移步上床，睡一觉晚饭就被消耗掉了。

这顿不会长肉的晚饭能吃什么？一碗杂粮粥，一盘蔬菜，一个苹果，一个鸡蛋，这样吃至少不会因为晚饭而发胖。

如果你想睡一觉起来能再瘦点，就随便减少其中任何一种，变成300千卡的热量，既不会饥肠辘辘地入睡，也不会半夜起来找吃的，这样还能再瘦点。

第二点，人们可能不知道，一种重要的激素是在睡眠中分泌的，这就是生长激素。很多人觉得，不是只有孩子才需要生长激素吗？这

> 到了成年，生长发育完成了，但生长激素还会分泌，只不过此时它的作用不是使你继续长高了，转而变成帮助肌肉的合成，同时帮助脂肪分解。

种激素对成年人还有用吗？的确，孩子是必需生长激素的，一旦缺乏，孩子的发育就受影响，很多矮小症就是因为这种激素不足导致的，家长为此会砸锅卖铁地给孩子打生长激素。

所以，专业运动员需要增加肌肉时，会加一餐高蛋白饮食，什么时候加呢？就是在临睡前，为的是利用深睡眠时生长激素的分泌，来高效合成蛋白质。

大家仔细观察一下就会发现，胖子打呼噜的居多，或者说，打呼噜的多是胖子，而且越打越胖，是因为她们睡得太好了才长肉的吗？绝对不是。打呼噜，特别是躺下就打，中间还会停顿的那种，呼噜越大说明她们睡得越差，因为打呼噜以及呼吸暂停时，大脑是缺氧的；缺氧状态下，生长激素就会停止或者减少分泌，而生长激素对脂肪的分解，在她们的鼾声中也就停止了。所以这种人会进入恶性循环：越胖，脂肪越多；鼾声越重，脂肪分解越少。

从这个角度说，只要你睡好觉，就有减肥增肌的机会，所以老话说"女人靠睡"。女人想美丽，不仅不能肥胖，皮肤还要好，皮肤和肌肉都是蛋白质组成，能增肌的都有美容效果。

还有一点很重要，和女性内分泌相关的激素，比如雌激素，它决定女人是不是皮肤吹弹可破，是不是滋润，而雌激素主要在夜间分泌。

喜欢熬夜的人觉得，只要早上不起，睡到自然醒就补回来了。事实上，你补回来的也只是睡眠，睡眠中分泌的激素却过时不候了。现在女性不孕的多，其中一个原因和失眠、熬夜有关，睡眠失调使她们发胖，发胖又影响内分泌，甚至影响排卵。

说了这么多，我们知道必须得睡个好觉了，那怎么选择副作用小，能让你睡到饱的中成药？中医是没有安眠药的，任何一个中医开给你的助眠药，都不可能像西医的安眠药那样，吃了就睡，因为它不是通过抑制神经而发挥作用的。中医治失眠，要去除导致失眠的原因，这就需要时间，中成药效果的和缓也正是其治本的体现。

如果你除了睡不好，平时脾胃也不好，吃东西很娇气，面色发黄，总是疲劳，可以用"人参归脾丸"，通过健脾来补血，通过补血来安神。

如果你晚上失眠，白天还心烦，手脚心也时常会热，身体偏瘦，这就有阴虚的倾向了，可以用"天王补心丹"，通过补心血、心阴来入眠。

如果你因为什么突发事情而失眠，白天焦虑，坐立不安，舌尖红得明显，这就是心火搅动得心神不安了，可以用"朱砂安神丸"。这个药可以迅速清心火，重镇安神，但最好不长期吃，一般一周左右，急性的焦虑就会缓解，这时候可以改为"天王补心丹"。

还有一个药茶方，在此推荐给大家。这是由"甘麦大枣汤"和

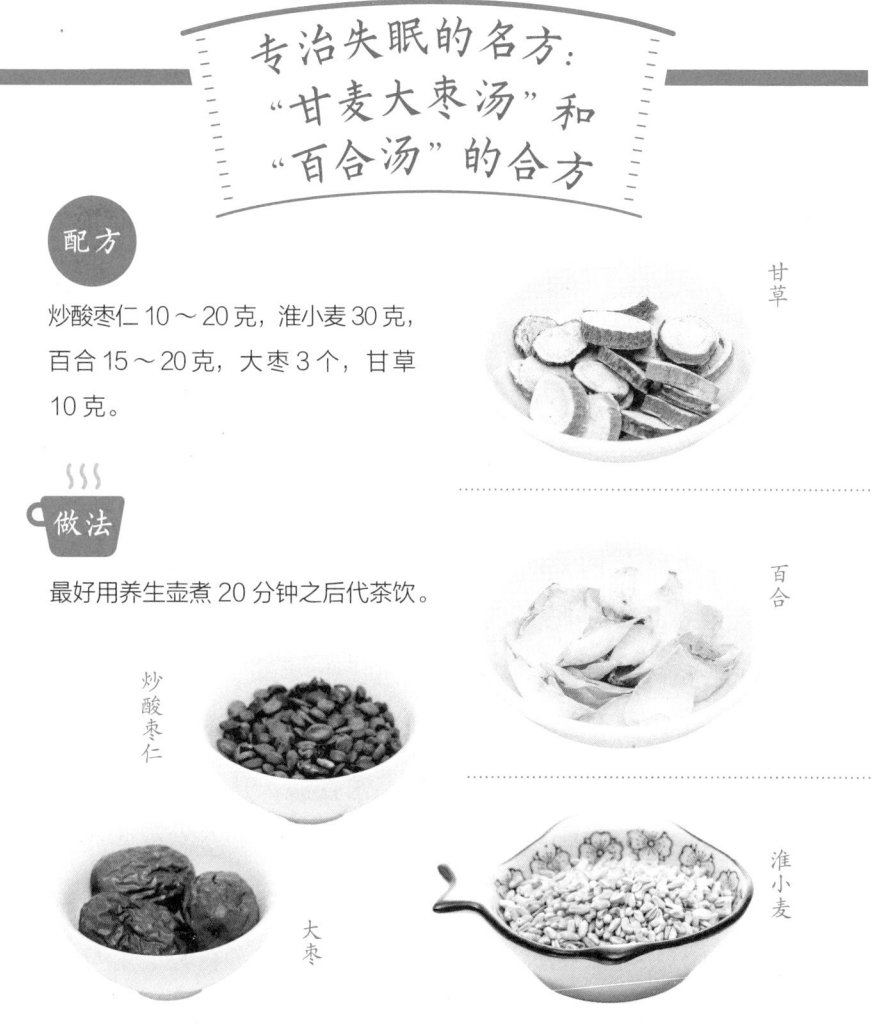

专治失眠的名方："甘麦大枣汤"和"百合汤"的合方

配方

炒酸枣仁 10～20 克，淮小麦 30 克，百合 15～20 克，大枣 3 个，甘草 10 克。

做法

最好用养生壶煮 20 分钟之后代茶饮。

甘草

百合

炒酸枣仁

大枣

淮小麦

"百合汤"的方意化裁而成。甘麦大枣汤是《金匮要略》里的方子，原方治疗的是"妇人脏躁"，无端地悲伤欲哭，睡眠不好，类似更年期综合征。《金匮要略》中还有一种"百合病"，表现是"意欲食复不能食，常默然，欲卧不能卧，欲行不能行，饮食或有美时，或有不用闻食臭时，如寒无寒，如热无热，……如有神灵者"。意思是忽冷忽热，食欲很差，无端地就犯。张仲景治疗这种病，是重用百合的，就是现在超市里能买到的可以熬粥的百合。

心神要住在心血里，人才能入眠。酸枣仁是养肝血的，肝血这个"血库"必须充盈，心血才能不虚。淮小麦、百合养心血心阴来安神，大枣则是健脾养血来安神。这几个都是药食同源之品，很平和安全，味道是酸甜的。对失眠初起、失眠不严重的，这个药茶都能让你睡得更好。

总是管不住嘴，吃苦味的东西，按内庭、中脘

大学毕业几年后同学聚会，一定会发现：所有人都胖了！连上学时干瘦的人，上班没几年，也变成了大胖子，理由是：上班太累了！

不是说心宽才体胖吗？为什么上班比上学累，反而发胖了？这是因为压力启动了我们身体的"胰岛素抵抗"。

当我们遇到压力时，首先就要想办法摆脱，这是人的本能。我们的先人在远古时期，遇到老虎时要想法逃命，大脑会高度紧张地想对策。为了满足大脑所需的能量，身体必须把血糖集中供应给大脑，这时身体里一种"胰岛素抵抗"的机能就被启动了，它关上了身体其他部分分流血糖的"大门"，以保证对大脑的能量"特供"。

但是，大脑每次在处理压力时，用不完那么多血糖，这些糖分就剩在了血液中。

上学压力不大时，我们有时间也有精力去

如果压力频繁袭来，"胰岛素抵抗"的大门一直关着，血液里的糖分就越剩越多，这些多出来的糖消耗不掉，就转化为脂肪，人就是这样被"压"胖的。

锻炼，运动的过程，肌肉会从血液中分流走血糖，而且运动的时候，大脑是放松的，和后面有老虎追的情形完全不同，我们会非常享受。这时，放松的大脑不需要额外供血，"胰岛素抵抗"的大门也开了，血液中的血糖很快就被肌肉消耗掉了。所以，就算大学时你吃得再多，也很难发胖，有时间运动是一方面，上学再忙生活也单纯，压力也小，是更重要的一方面。

还有很多人的胖，是因为管不住嘴，总想吃东西。其实，他们不是饿而是馋。

饿是身体的自然需求，这个需求一日三餐足以满足。馋则是以饥饿的形式表现出的一种贪婪，说到底是欲望过高。所以，这种管不住嘴的毛病有时候是一种病态，在西医叫作"饕餮综合征"，在中医是心火过盛。其实更多的是心理问题，是焦虑惹的祸，因为人在焦虑、紧张时，会以吃东西的办法来宣泄，这种贪吃其实是身体在说话，它想告诉你："欲望远远没有满足"。

我有个朋友，很胖，平时工作压力很大，越是工作忙，她越要吃零食，在电脑前写东西时，必须有零食放在边上，边吃边写。

疫情期间在家隔离，有一天她实在无聊，浑身不自在，突然间特别想吃"稻香村"的松仁小肚，这个念头出来之后就开始坐立不安了，她马上下楼去买，买完连家都没进就吃掉了一半。松仁小肚下肚，心情大好，不自在也没了，她开玩笑说："是身体欠肉了"。

其实大家都知道不是这个原因，就算是药，也不可能吃下去马上见效。之所以她吃了就消停了，是因为满足欲望了，焦虑就此化解。隔离在家的压力，就是她产生焦虑的罪魁。

之前《甄嬛传》的导演郑晓龙在接受采访中也说过他的类似经历："我的导戏现场，是离不开瓜子的，必须一边导演一边嗑瓜子，什么瓜子不重要，重要的是必须有瓜子。"

如果问他们，可能他们连松仁小肚和瓜子的味道都没有仔细品味就咽下去了。他们吃这些不是因为饿，更不是因为身体需要，而是因为精神压力大，心里焦虑、紧张时，身体会想办法让自己解压、放松，这就要找个宣泄口，吃东西就是这个宣泄口。

就是出于这个原因，很多人在情感受挫后，比如失恋、离婚后会突然发胖。因为她们的情感失去了寄托，只能靠吃来自我安抚，她们的胃口好其实不是因为饿，而是未遂的欲望，自己给自己的压力所致。

特别是在吃饱了之后仍旧被食物诱惑的，比如刚吃完饭，看到从没吃过的美食而食指大动，因为这些美食又挑起了新的欲望。那些总是管不住嘴的人，也不是饿，而是馋。

中医治疗这种管不住嘴，一定要清心火，在她们的减肥方药中，甚至会用到黄连等苦味的药物，我们熟悉的"牛黄清心丸"，就是这种因为焦虑而吃胖的人的"减肥药"。去火药普遍都是苦味的，之所以让贪吃的人吃苦味，是因为苦味是欲望的"抑制剂"。

管不住嘴的人想吃的，大多不是寻常的每天都吃的食物，而是新奇的零食，她们的食欲已经超过了身体之需，这在中医看来就是"心火"。中医的心与心理、情绪有关，心火盛的表现就是焦虑、欲望过亢，以及所愿未遂时的心烦。

喜欢甜味是人的本能，因为食物中的糖，是能量的直接来源。远古时期，食物匮乏，获得能量很难，为了保证身体能抓住所有获得能量的机会，身体就进化出了对甜味的特殊嗜好。甜味被当作觅食时的"驱动剂"，吃到了甜的东西，能量得到了补充，能活下去，也就欢愉了。所以，随着进化，甜味就与快乐、欢愉连在了一起。

苦味的进化也是身体的一种自我保护。

人类进化过程中，难免遇到有毒、有害的食物，身体从一次劫难中逃生后必须长记性，否则就繁衍不下去。为了让身体牢牢记住教训，就进化出了与痛苦相关的苦味，再吃到这样的苦味会因为难吃而退避三舍，由此也就躲过灾难而生存下来。

中医用苦味去火，其实就是用苦味对病态的欲望进行打击，让身体因为吃苦而收回过多的欲望，其中就包括过盛的食欲。《黄帝内经》中说，"故心欲苦，肺欲辛，肝欲酸，脾欲甘，肾欲咸，此五味之所合也"。苦味对应心，甘味对应脾，甜味是能量补充，是脾这个"后天之本"的刚需，而苦则是用来清除过高欲望的。

苦味药物的使用绝对不能过度，因为苦能直折阳气，这个阳气包括身体的功能，也包括正常的欲望，如果欲望被过度损伤，这个人就变得很消沉，没有活力。

那么，怎么知道你的好胃口是身体所需还是贪欲使然？很简单，看你想吃的是什么东西。

我们真的饿的时候，不会想到吃肘子、猪蹄，而一定是粮食，会特别馋馒头、烙饼，因为粮食中的碳水化合物，比肉中的蛋白质和脂肪能更快地给身体供能，饥饿时身体肯定选能马上获得能量的食物。所以，想吃主食的饿，才可能是真的饿，而不是馋。一般情况下没人会馋主食，除非是恶性减肥，严格控制碳水化合物的人，主食比肉食对他们的诱惑才更大。

对总是管不住嘴的人，因为压力而总想吃的人，有两个可以止饿的穴位：一个是内庭穴，这是足阳明胃经的穴位，在第二和第三个脚趾头缝的尽头，捏的时候用手指将脚背和脚底上下一起捏，力量稍微大一点，让自己感觉有点痛的程度，刺激量才足够。如果单纯只是总想吃，胃口特别旺的话，这个穴位可以控制一下食欲，一次按摩三五分钟就可以。你会明显感到有饱腹感，接下来即便吃饭，饭量也会减少。

另外一个穴位在胃的附近，是肚脐到胸骨下端的中点，这就是中脘穴。在你饥肠辘辘，想要大快朵颐的时候，按压几下中脘也能减少饥饿感，让自己少吃。过去粮食供应不足时，人们有"勒紧裤腰带"来战胜饥饿的说法，这是有道理的，因为勒紧的也包括这个部位，是通过刺激中脘穴，减少饥饿感。

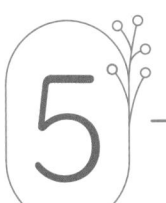

5

如何防塌、垂

改善平胸的名方：葛根、山药糊

女人想变美，线条很重要，尤其是胸部，有些人甚至冒险丰胸，好像胸比命大！其实，就算冒险，效果也难达预期，因为决定胸部丰满与否的因素太多了。

能速效丰胸的，一定要刺激到乳腺而不是脂肪，这就有了患癌的风险。因为这类产品一般借助的是雌激素，雌激素确实可以让乳房变得丰满，但可怕的地方也在这儿，一旦雌激素使用过量，接踵而来的就是各种妇科肿瘤，从乳腺癌到子宫内膜癌，不一而足。

怎么判断你用的丰胸产品中是不是含有雌激素呢？

雌激素有个特点，可以改善皮肤的水嫩状态，而且可以透过皮肤被吸收。如果某种护肤品或者丰胸产品，用了三五天就把皮肤变得特别鲜嫩，这就有危险了，因为除了雌激素，其他营养成分不可能效果这么快，这么明显。

之前一直有"木瓜能丰胸"的说法，这绝对只是传说！如果还有谁告诉你，这是中医古代名方，那就更不可信了。木瓜丰胸唯一的可能，是将它和雪蛤一起炖，雪蛤是一种林蛙的输卵管，里面有雌激素样的物质，如果有丰胸效果，也是雪蛤的作用，单纯靠木瓜不可能有用。

那么，丰胸是不是就完全不可能了呢？也不是。很多有经验的中医发现，他们用一味药给女性调养后，女人味儿变浓了，原来发黄发黑的肤色变白皙了，胸也丰满了，这个药就是葛根，因为葛根含有"植物雌激素"。

植物雌激素不是我们身体里的雌激素，但它的结构和雌激素很像。植物雌激素进入身体里，可以和"雌激素受体"结合，好像一个人在单位上班，得有一个固定的工位，植物雌激素通过抢占"工位"，影响身体雌激素作用的发挥。

如果身体里的雌激素水平很高，植物雌激素通过抢"工位"，能发挥抗雌激素的活性，就可以预防雌激素过剩导致的各种问题，包括致命的妇科肿瘤。如果雌激素水平低，植物雌激素通过抢"工位"，则可以放大雌激素活性，使之增效，这就可以减缓因为雌激素过低而出现的衰老问题。卵巢早衰、卵巢切除之后，或者更年期绝经之后，植物雌激素的补充可以减轻因为雌激素衰退、不足而发生的各种病状，比如血脂升高、动脉硬化和骨质疏松等；而皮肤白皙，体态丰满，则体现了雌激素保水作用的恢复。

简单地讲：当身体雌激素多的时候，植物雌激素会"全身而退"；当身体雌激素少的时候，植物雌激素又会"挺身而出"，是个只帮忙不添乱的好东西。这也是医生让更年期女性多吃大豆制品的原因，因为大豆含有丰富的植物雌激素。而葛根和大豆一样，都是豆科植物，葛

改善平胸的名方：
葛根、山药糊

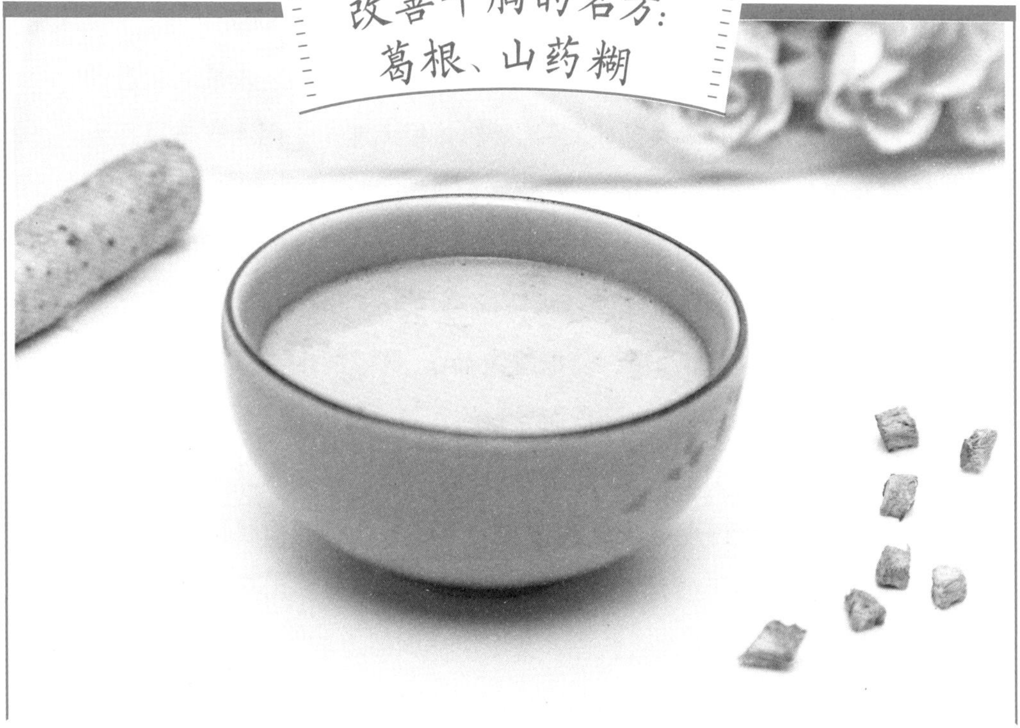

配方

葛根、山药各 30 ～ 50 克，牛奶或豆浆适量，大米适量。

做法

兑入牛奶或豆浆煮成糊吃。

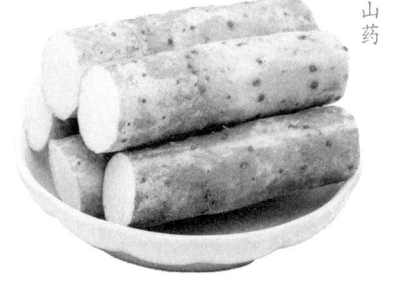

山药

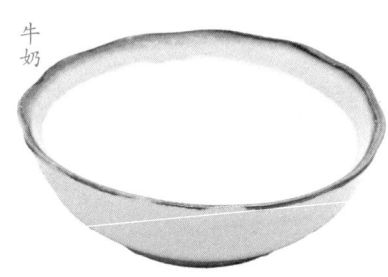

牛奶

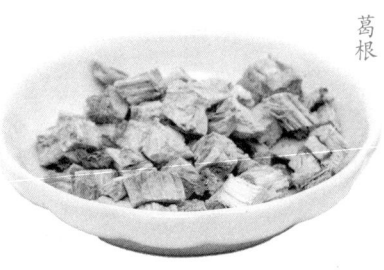

葛根

根的植物雌激素含量比黄豆还要高，这也是葛根能丰胸的缘由。

只不过这个丰胸，针对的是雌激素少，或者提前进入衰老状态的人，对一些人奢望的"大罩杯"，就要恕葛根无能了，因为影响罩杯大小的因素众多，不是凭雌激素一己之力就能完全决定。

现在，葛根已被国家列入"药食同源"名录，我们常用的中药有几百种，进入这个目录的却不到一百个，能入选的多是性质平和的，很安全。在南方的很多超市，葛根就像土豆、萝卜一样当蔬菜卖。如果想借葛根丰胸或延缓雌激素降低而导致的衰老，可以每天用葛根、山药代一餐，每人每天可以吃到 20～30 克，兑入牛奶、豆浆煮成糊吃。

山药是中医治疗虚劳严重的首选药，虚劳就是瘦而且虚弱，雌激素分泌不足的人多干瘦，更符合虚劳征象。用葛根、山药代替早餐的麦片，既健脾补肾又能改善肤色，甚至能让胸部逐渐变得丰满。

除了食物，平胸的女性最好每天扩胸 20～30 分钟，因为只有气血濡养到胸部，才能使乳房丰满。如果总是含胸驼背地宅在室内，势必影响胸部的气血灌溉、气血濡养，就算吃了足够的营养，也可能因为阳气被压抑，使气血很难推送到乳房这个"高地"。

愿你有一个好翘臀

对身材要求高的人，会期待自己有个翘臀，但这对中国女性来说却有点难。如果你真的拥有了翘臀，受益的就绝对不只是身材好了，还能避免女人的一个难言之隐，就是漏尿、尿失禁。统计显示，中国女性漏尿的发病率高达 38%，甚至有 8% 的人在二三十岁就开始漏尿了。

我遇到过一个女孩，是家公司的高管，不胖，身材也很好。有一次她感冒了，拖延了很久，后来感冒好了，但留下了咳嗽的毛病，而且一直治不好。就是这个治不好的咳嗽导致了她最后辞职——不是因为咳嗽，而是因为咳嗽导致了漏尿，她漏尿严重到每天都得用护垫，还要用很重的香水，但身上仍旧有遮盖不住的异味，没办法，只能辞职了。

几年前，中国第一次为漏尿研究建立学术组织时，钟南山院士也去了，因为他是呼吸科专家，经常遇到因为咳嗽严重最后漏尿不止的病人，她们太痛苦了。

这个问题和女性生育有关，因为怀孕过程中，盆底肌肉过度伸展，弹性降低了，所以漏尿多发在生育后的女性。但是，很多非洲国家的人，生育数量远超过中国人，漏尿却不是她们的高发病，这是因为肌肉类型不同。非洲女人翘臀很常见，但在中国，只有运动员才有那样的体型，因为运动员肌肉发达，而普通的中国女性缺乏运动。又加上脾虚体质很常见，而脾是主肌肉的，脾虚的人更难有翘臀，甚至还会是平臀、垂臀，这种体态的人尿失禁、漏尿就更容易发生。因为脾虚时，全身肌肉都会无力，只不过年轻时尚可坚持，一旦生育，哪怕只生一胎，经过怀孕过程对盆底肌肉的过度牵拉，等到更年期之后，雌激素再下降，这个问题会更严重。

我有个邻居，早早就退休了，退休之后很少出门，总推说自己身体不好，后来才知道，就是因为漏尿，已经到了寸步难行的程度，她就是典型的垂臀。

臀部肌肉数量和质量的提升，和之前我讲过的所有增肌原理是一样的，食物中要有足够的蛋白质，还可以借助健脾的药物，除此之外，还需要有针对性的塑形锻炼。

1. 可以躺在瑜伽垫上，双腿弯曲，足底和上半身着地，绷劲把臀部提起来，再放下，再提起。提起时感觉臀部肌肉是紧张的。这样多次反复，臀部的肌肉会有酸痛感，这就意味着真的锻炼到了臀部肌肉。

2. 如果膝盖没有问题，还可以做深蹲，双手盘起来，仅仅靠腿部臀部的力量站起蹲下，反复做，也是做到臀部肌肉有点酸痛这个力度最好。

3. 还可以扶着桌子，单腿站立，另一条腿后举，尽量举高，然后再放下。举高和放下时控制住，不要有荡的动作，举高和放下时腿都是绷着劲儿的，这样也能练到臀部的肌肉。

4. 还有一个运动是针对女性漏尿这种隐私的，就是提肛。就像憋住大便那样，提收会阴部位的肌肉，收一会儿再放松，再提收，再放松，反复做，多多益善，对平臀、垂臀人共有的漏尿问题是很好的预防。而且这个运动开始得越早越好，至少要在备孕时就开始，这才不至于日后有漏尿的尴尬。

上面这些运动，每天做 30 分钟，只要坚持，一定有收效。

曾经有一个模特在获奖之后接受了采访，她回忆说，之前第一次参加国际大赛，落选了，唯一的原因就是她的臀部线条不好，不是翘臀。这个女孩子特别倔强，落选后，她用了一年的时间，针对臀部训练，练得很苦，但确实练出了完美的臀部曲线，终于在模特行业中站住了脚。

可见，即便你不是天然的翘臀，即便你的肌肉状态不好，甚至是脾虚体质，通过持久的运动，也完全可以改变。

你为什么不能挺胸抬头？

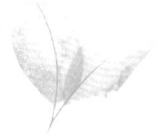

想变美，除了五官、体型、线条之外，身姿也很重要，如果能保持挺胸抬头的状态，一定会给整个人加分。而身体好的人才可能挺拔，所以才有那句让人泪目的歌词："烛光里的妈妈，你的身姿已不再挺拔……"。因为支撑挺拔站姿的关键是肌肉，肌肉无力，只靠脊柱支撑，自然觉得累，所以能靠着就靠着。

还有一个原因，中医讲腹部是"至阴之地"，腹部是全身阴气最盛，阳气最弱的地方，也是最怕凉的。阳气虚的人，更会本能地护住肚子，护住前胸，这也使得他们不自觉地含胸驼背。再加上现在的人伏案工作的时间长，含胸驼背就更成了很多人的常态。

除了肌肉，如果骨质不坚固，缺乏承重力，想挺拔也很难。

我曾接诊过一个病人，年轻时性生活过度，很早就出现性功能障碍，除此之外，他还有一个典型表现，就是不能久站，否则腰腿酸软得难受。他是民工，在建筑工地干活，走路反倒轻松一点，就是不能站着，这就是肾虚的结果。

中医的肾是主骨的，肾虚时，骨质疏松，承重能力会下降。之所以走起路来轻松些，是因为走路时有肌肉的分担，而站立基本就靠骨骼了。

如果一个人既脾虚又肾虚，主肌肉的脾不行，主骨的肾也不行，那就很难逃脱含胸驼背这个病理姿态了。

含胸驼背除了难看，还有一个大家想不到的危害，尤其是女性，这就是现在高发的乳腺疾病，与含胸这个姿势脱不了干系。

因为乳房是全身唯一高出体表的"高地"，气血往"高地"上供应就比别处吃力，现在的人乳腺增生甚至乳腺癌高发，是因为我们营养太好了，超出了身体的吸收转化的能力，没能转化吸收的营养就形成了中医说的"痰湿""瘀血"。它们会影响气血的推送，如果平时还总是含胸，对乳房这个"高地"的气血推送就更困难。乳腺问题随着肥胖而高发，含胸就是帮凶之一。

元代朱丹溪在他的《格致余论》中说"妇人有忧怒抑郁，朝夕积累，脾气消阻，肝气横逆，遂成隐核如棋子，不痛不痒，数年而发，名曰乳岩，以疮形似岩穴也，不可治矣"，指出了忧怒抑郁、脾气消阻、肝气横逆，是乳房这个"高地"出问题的关键。清代高锦庭《疡科心得集》对乳腺疾病的预后补充说："如能清心静养，无挂无碍，不必勉治，尚可苟延，当以加味逍遥散、归脾汤或益气养营汤主之。"由此可见，乳腺的问题和"郁、瘀"有关，无论姿态还是药物，都是要帮身体摆脱"郁、瘀"对气血的阻遏和压制。

除了乳腺，心脏也会因此受累，这种人很容易心慌心跳，这是心脏缺乏锻炼的机会，心功能弱的表现，一旦需要身体加倍供血时，只能通过加快心率来弥补，即便如此，血液仍旧供不应求。人如果缺氧缺血就会疲劳，手脚冰凉，甚至动不动就出汗，因为出汗也是缺氧的结果。

形容美女西施有个成语叫"西子捧心"，按照医学推测，西施有可能患两种疾病，一个是慢性胃病，即脾胃虚寒；另一个是窦性心律不齐，即心气虚。这两种情况都属于阳气不足，托举无力，所以才会本能地以手捧心。而现在的"宅女"，因为缺乏户外运动，长期含胸，在体质上也快近似西施了。

预防乳腺癌最简单的办法，是在阳光下扩胸

中国人讲究"站如松"，"如松"的站姿要求昂首挺胸。多年前的

一次抗癌大会上，著名西医肿瘤专家就建议，预防乳腺癌最简单的办法，是在阳光下扩胸。很显然，这个建议来自他多年的临床实践。

从中医角度讲，阳光是身体阳气的源泉，张景岳在他的《类经图翼》中说"天之大宝，只此一丸红日；人之大宝，只此一息真阳"，晒太阳就是补阳气最好的办法。

而与阳气相关的经络，都是沿着胸部循行的，扩胸就是对这些经络的疏通，帮助振奋阳气，把气血推到乳腺这个"高地"上。如果你能每天在阳光下扩胸 20 ~ 30 分钟，不仅胸闷减轻，心情也能舒朗很多。

与昂首挺胸相对的是含胸驼背。这时候，身体整体处于放松状态，肚子会自然而然地挺出来，腹部肌肉在这个姿态下也是放松的，久而久之，腹部肌肉的张力更差，在含胸驼背的同时，还会配一个变大的肚子。

因此，想改变含胸驼背，要刻意让自己的腹肌紧绷，处于收腹状态，这样一来，既矫正了含胸驼背的姿态，也是对腹肌的持久锻炼。

腹部肌肉是个大肌肉群，如果能一整天都保持收腹状态，效果不比专门抽时间练腹肌差。即便做不到一整天如此，

> 中医讲脾主肌肉，肌肉强健的人，很少有脾虚的，所以运动肌肉是不用花钱的健脾办法。

每天至少有一两小时提醒自己收腹，在地铁上或上班开会的时候，不妨利用这些零散时间偷偷地收紧腹肌，而好看的姿态，一定是从对自己有约束开始。

想要姿态挺拔，除了肌肉有力，骨头也不能软，这就要说到补钙问题。单纯补钙就能使骨头变硬？不可能，骨头是不是吸收钙，决定于它有没有需求，如果你总是躺着、卧床，骨头不承重，自然就没有

多吸收钙的必要，再补钙身体也不会主动吸收。所以，人卧床久了容易骨折。

例如航天员回到陆地，不能自己走路，要用人抬着，就是因为长时间的失重过程中，骨头没有负重的需求了，也就不再吸收钙质。如果你经常让骨头负重、受力，骨头总是接受承重的新任务，它就要增加骨质的吸收。所以，田间劳动的农民，可能并没特意补钙，他们也很少骨质疏松。

昂首挺胸的站姿需要肌肉和骨头来抵抗地心引力，这个吃劲儿的过程，对肌肉和骨头都足以构成刺激，虽然不如负重运动那么大的刺激，但如果能保持这个站姿，也可以让身体变结实。

"要想身体健康，请每天站立办公1小时"

昂首挺胸除了姿态很美，还能帮助减肥，因为人在站立时，每分钟消耗的热量是1千卡，站立8小时消耗的热量，约为480千卡，相当于400克米饭的热量。

其一，保持一个优美的站姿，必须动用身体的"抗重力肌"。比如大腿的股四头肌、背部的背阔肌以及腹肌，这些是身体里数一数二的大肌肉，站立的时候会参与做功。而坐着时，这些肌肉因为无须持重，是放松的，只有做功的过程才能增加身体热量的消耗，这是站着能减肥的原因之一。

其二，站立时，因为地心引力的原因，血液特别是下肢的血液，难以回流到心脏，为了促进血液的回流，身体就要把所有能帮助血液回流的机能全调遣出来。其中主要的就是通过肌肉的弹性帮助把血液

"推"回心脏，这个过程，肌肉就又要做功了，也就又要消耗能量，这是站着能减肥的另一个原因。

其三，为了帮助血液克服地心引力而回流到心脏，身体还会调快心率。人站立时比坐着时心率平均每分钟加快 10 次，而每次心跳都是需要耗能的，这就使人体每分钟能多燃烧 0.7 千卡热量。同时，为了把血液推回心脏，末梢血管也会收缩，全身的末梢血管加在一起，因收缩而消耗的能量是不能小视的。

其四，站立时，胸腔活动更顺畅，肺活量可以充分扩大，氧气可以更加充分地被摄入。与坐姿相比，站起来时，1 分钟的换气量能提升约 20%，而氧气进入的多，代谢就加快，脂肪燃烧也就因此提升了。

其实，优美的站姿不光能减肥，还能健脾，因为中医的脾是主肌肉的。而脾又是"谏议之官"，《黄帝内经》中说："脾者，谏议之官，知周出焉。""谏议之官"又称谏官，就是对君主的过失进行直言规劝的官，类似现在的"纪检"。"知周"就是知道而且可以协调周围的一切，类似身体的"免疫监视"功能，"维稳"免疫力。

人因为生病而卧床，即便是外伤，不是什么内脏病，只要开始卧床，麻烦就来了，比如肺部感染。特别是上了年龄的人，就是卧床使他们的"抗重力肌"不再做功，肌肉废用导致了脾虚，免疫力下降，原本可以和身体和平共处的很多病毒、细菌开始伺机作乱，各种感染就是这样被"躺"出来的。

《欧洲预防性心脏病学》杂志上发表了最新研究：站立比坐着，每分钟多消耗 0.15 千卡。如果能一天站着不坐，坚持 6 小时，一个 65 千克的成年人，将多消耗 54 千卡；如果不增加食物的摄入量，这相当于站着比坐着，一年能多减重 2.5 千克。为此，英国公共卫生部曾向全国发出健康倡议："要想身体健康，请每天站立办公 1 小时。"

6

不油腻的智慧

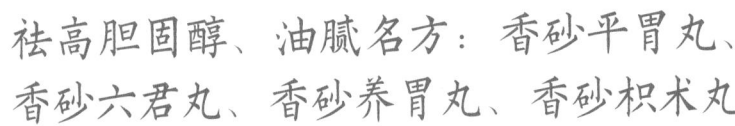

祛高胆固醇、油腻名方：香砂平胃丸、
香砂六君丸、香砂养胃丸、香砂枳术丸

"油腻"是个新词，多是形容体态肥胖，皮肤油滋滋的中年男人。更有人说，如果再配上脱发和手串，油腻的"标配"就全乎了。

其实，男人、女人都可能油腻，特别是当他们脾虚时。因为油腻，就是身体该代谢出去而没能及时代谢出去的脏东西，比如过高的血糖、血脂、血尿酸等。让人看上去很油腻的，主要是胆固醇，它是血脂检查中关键的一项。统计显示，中国至少有 2 亿人是高胆固醇的体质。

胆固醇除了能导致心脑血管病，它还是我们身体里很多激素的合成原料，比如它就是合成睾酮这种雄激素的前体物质。不论男女身体里都有雄激素，只不过女性的雄激素少。之所以长痘痘，皮肤、头发出油，脱发，就是因为雄激素过多，或者雄激素的受体过于敏感，由此增加了皮肤、头发的油脂分泌。以前生活贫困时很少有人长痘痘，因为那时的人很少吃到油、肉，食物中的胆固醇不高，人们是因为贫困、饥饿躲过了"油腻"。

是不是我们不吃肉就不油腻了呢？不是。血液中的胆固醇，只有30%是吃肉之后升高的，剩下的70%是身体自己合成的。所以，就算你把蛋黄、肥肠、脑花这类胆固醇高的食物都忌掉，如果你本身胆固醇代谢的能力不好，仍旧可能是高胆固醇的人，仍旧油腻。这个代谢胆固醇的能力，就属于中医说的脾气。

研究发现，越是脾虚的人，胆固醇清运能力越差。想改变油腻，健脾化湿是第一位的。为此，中医会给这种油腻的人，开出"香砂"系列的药物。

除了油腻，其他病状不明显，只是舌苔很腻，可以用香砂平胃丸；如果既油腻又疲劳严重，可以用香砂六君丸；油腻同时胃疼，可以用香砂养胃丸；油腻同时胃里闷堵，大便不成形，可以用香砂枳术丸。

其中的香砂是木香和砂仁，这是两个化湿的中药，能清除"垃圾"。

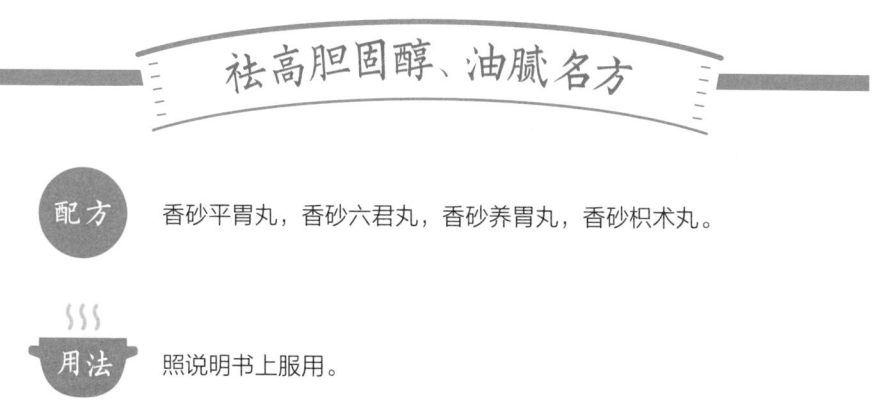

祛高胆固醇、油腻名方

配方　香砂平胃丸，香砂六君丸，香砂养胃丸，香砂枳术丸。

用法　照说明书上服用。

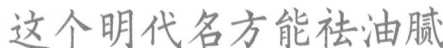

这个明代名方能祛油腻

还有一个中医名方能帮你祛油腻，这就是"三子养亲汤"，由莱菔子、白芥子和紫苏子三种植物种子组成，当时用于治高年咳嗽，气逆痰痞。这是明代名医韩懋写在《韩氏医通》中，原本是开给他年迈的父亲的。而油腻的人代谢能力差，平时经常会有痰，某种程度上，他们的身体状态和名医年迈的父亲类似，所以这个方子能帮他们祛油腻。

需要注意的是，这个莱菔子要炒过的，因为炒莱菔子入中焦才是化湿的，如果是生莱菔子则侧重上焦清热。

其实，莱菔子就是白萝卜的籽，不用莱菔子，单纯吃萝卜也有类似效果。这个萝卜是白萝卜或者水萝卜，总之是有点辣味的那种萝卜。生萝卜可以清嗓子疼上火的那种肺热，熟萝卜适合消化不良导致的各种胃肠积滞，煮熟的萝卜或者是萝卜汤，也有很好的祛油腻的效果。

之前我在北京卫视"养生堂"做节目的时候，有个观众介绍他的经验：他之前是个胖子，走路都喘，为此提前退休了。退休后全力减肥，每天晚上都用白萝卜白煮或清蒸，只用鲜酱油调调味，最多配一碗杂粮粥，再加上晚饭后散步，很快就瘦成了正常人，之前的痰喘也消失了。这应该是萝卜祛油腻的典范了。

这种白萝卜清蒸或白煮，在江浙的饭馆里有个好听的名字"清蒸象牙白"，因为没有油，热量低，是荤菜过多时的最好伴侣。经过了蒸煮，萝卜的寒凉之性大减，即便是脾胃虚者也照样可以吃。

说到这，可能有人会问了，中医说吃人参的时候不能吃萝卜，吃人参归脾丸、人参健脾丸等含有人参的成药时，是不是也不能吃萝卜？这就对中医的讲究理解得太刻意了。

祛油腻名方:"三子养亲汤"

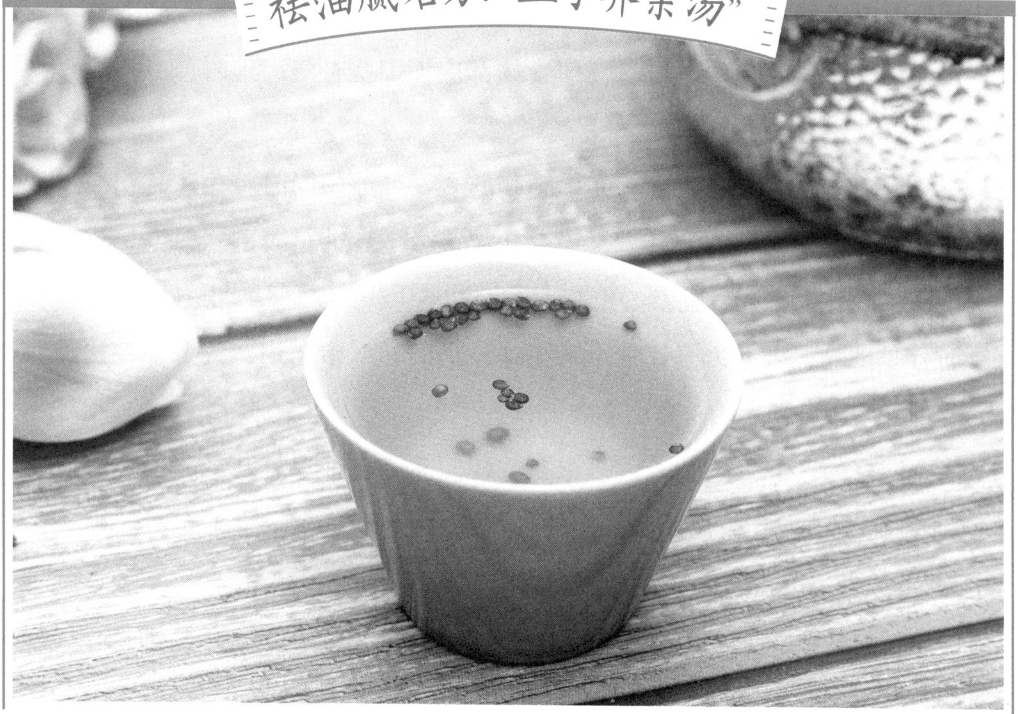

 配方

莱菔子(炒过的)、白芥子和紫苏子各
10 ～ 15 克。

 做法

每天用开水冲泡代茶饮。如果没有呼吸道不
清爽总是有痰的问题,只是肥胖油腻,可以
单纯用莱菔子 10 ～ 15 克每天代茶饮。

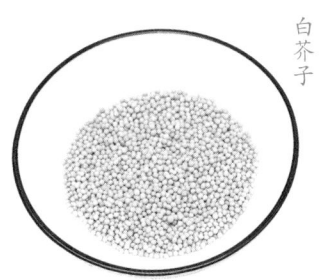
白芥子

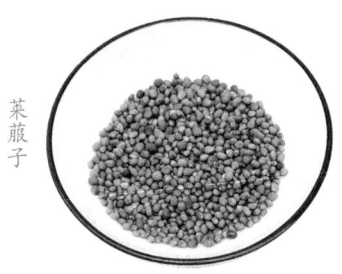
莱菔子

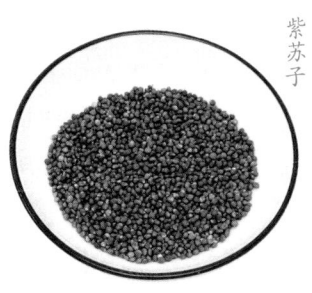
紫苏子

中医说的吃人参时不能吃萝卜，指的是当一个人气虚严重到人参都无法托举其正气的时候，任何食物都应该围绕补气，这时萝卜自然不是首选。

但更多吃人参或者含有人参药物的人，气虚的同时难免还有积滞甚至痰湿，他们既需要补气又需要化湿，最适合的是香砂六君丸，这个药中既有人参或者党参，也有木香。和萝卜一样，木香也是破气的，而且是药物，破气力量比萝卜大得多，仍旧和人参同用，就是要在祛湿理气之后，人参的补益功能才能发挥。

同样的，如果这个人舌苔很腻，即便需要进补，进补之前也要清理身体。此时，萝卜就是必需的，甚至需要和人参同服，前者"推陈"，后者"出新"。

下面的萝卜吃法，既可以是油腻人的零食，还能预防、治疗感冒。

蜂蜜萝卜

蜂蜜

配方

象牙白萝卜，蜂蜜。

做法

白萝卜

象牙白萝卜或者是水萝卜洗净后切成小块，加入适量的蜂蜜腌制，等萝卜在蜂蜜中浮起后，就可以捞出食用了。每次喉咙疼痛的时候吃一点，情况会得到一定的缓解。

第 **4** 章

不生病的
智慧

1

神经性头痛怎么办？

在皮肤保养、妇科疾病之外，女人还关注的一个问题就是"神经性头痛"。这种病女人得的非常普遍，原因有两个：一是她们的激素比男性要复杂；二是她们的情绪敏感，环境的微小刺激都可以被她们放大。虽然这种头痛不要命，但因为没有能根治的药，几乎是"绝症"。

月经前发作的头痛吃加味逍遥丸、玫瑰花茶、薄荷茶

我有个同事，一直有神经性头痛，她想中药一定更能去根儿，就吃了一种从新加坡进口的治疗头痛的"中药制剂"，上面写着"活血化瘀"。还真是一吃就不疼了，但是唯独没有减少发作，每次还要靠吃这种药才能把难忍的疼痛熬过去。我一听就开始怀疑：这是中药吗？如果是中药的话，起效一般没那么快，而且要是真的可以改变、根治，不管她是因为血瘀还是气虚，吃了那么长时间，根本问题也应该解决了呀？

至少可以使发作的次数减少，为什么她始终没离开药物？没过多久，卫生部查处一批违法添加西药的中药，其中就有这个药！而且添加的止疼成分早就因为严重的不良反应被禁用了！原来它的止疼作用并非其中的中药，而是藏在中药里面的"添加剂"，而这就是很多所谓"纯中药制剂"的假药制造者惯用的办法。

因为偏头痛、神经性头痛实在难忍，病友之间会有很多经验互相介绍，上面的例子对大家应该是个提醒。真正能根治偏头痛的药物，未必马上起效，也不是吃一次就能解决问题的，而是一个相对缓慢而长期的治疗过程。但只要你完成了这个过程，解决的可能不只是偏头痛，很多相关问题，比如血瘀性头痛的面色发黑发暗，心血虚性头痛同时伴有的失眠、心烦也都迎刃而解了。之所以很多人吃了很长时间的药，但头痛问题始终没根治，是因为一般的服药都是"临时抱佛脚"，疼的时候吃几片能止疼的药，这是治标不治本的。

但是话说回来，吃中药就能治本吗？事实上，只要在神经性头痛发作时才吃的药，不管是中药还是西药，一般都难切入实质，正确的治疗应该是在不疼的时候吃药！

> 因为无论是气郁还是血瘀或者是气虚引起的头痛，都要消除引起头痛的原因，也就是要通过疏肝理气、活血化瘀乃至补气才能使疼痛不再犯。

把引起头痛的问题提前消除了，才是治疗的真谛。

观察一下，如果你的头痛发生在每次月经来之前的话，在中医看来往往属于"肝郁"。有时候是偏头痛，有时候是全头痛，这都无所谓，因为医学上的偏头痛是可以累及整个头部的。这种痛一般在来月经前1周或者10天就可能出现了，越来越痛，到了月经真的来了，症状反倒开始缓解，这种状况去看西医，会得出一个"经前期综合征"的结论。

对于经前期综合征，更多人的感受是情绪上的，典型的是脾气坏，月经来之前，看什么都不顺眼，为点小事就要发脾气，连身边的男同事都逐渐掌握到规律了，到了那几天就躲着她。这种人自己观察一下还会发现，除了脾气坏，很多时候神经性头痛也会发作。有的人还会失眠，没有原因的睡不着或者睡得不踏实。再有就是乳房胀，严重的时候走路的震动都能使胀痛加重，有的人内衣硬一点，乳头都会因为摩擦而疼痛。这在中医就是典型的"肝郁"，是肝郁导致的头痛、发脾气。

中医所谓肝郁，主要和情绪有关系，因为女性的情绪更加敏感脆弱，更容易心眼小，所以也是肝郁的高发人群。

但是，这并不意味着肝郁仅仅在情绪上作祟，肝郁伤身其实很严重，因为它是暗耗肝血，最典型的例子就是林黛玉。

林黛玉是个有小性儿的人，太聪明也太敏感，别人没觉得怎么样，在她已经构成刺激了。这种人是很难幸福的，身体也很难健康，因为情绪不畅造成的肝郁，首先消耗的就是肝血，而女人是要用血养的，尤其是肝血，所谓"女子以肝为先天"。林黛玉最后消瘦羸弱而死，如果在中医看，其实就是肝血耗尽了，是因郁而死，这当然是极致。

有些同龄的男人会比女人年轻，虽然他们也不保养皮肤，甚至一辈子没用过擦脸油。有人说这是因为他们没有生育的任务，其实这只是一方面，更重要的原因是男人比女人要少很多肝郁的机会，他们心胸相对开阔，或者有很多事情需要去关注，不至于也没时间去钻牛角尖，虽然也有烦心事，但比女人容易平复。因此，著名的"加味逍遥丸"最初就是专门为女人创制的。女人容易肝郁，也因此容易暗耗阴血，之所以比同龄的男人显得苍老憔悴，和她们的皮肤没有足够的阴血濡养有很大关系。

她们本身也是肝郁的体质，包括这种神经性头痛，为什么单独挑上她们？也是因为她们有肝郁这个短处。

容易有经前期综合征的人，并不是只在月经前出现肝郁，只是月经前表现得更加严重罢了。

对这种人来说，首先要放开心胸，她们的不愉快很多是自己和自己较劲的结果，所以轻的会有经前期综合征如神经性头痛、乳腺增生，重的会有肿瘤，特别是乳腺肿瘤，因为肝经经过乳房，肝经出现的问题都会殃及乳腺。因此，这种肝郁的人对自己宽松应该是一生要做的事。从药物角度上说，疏肝解郁也是她们要长期执行的一种保养甚至是防病方式。

具体到治疗这种头痛，应该是在月经来之前，提前 1 ~ 2 周就开始服用加味逍遥丸，或者在这个方子的基础上，根据自己的不同情况加减，提前把郁结的肝气疏解开了，头也自然就不疼了。这样的治疗要坚持 3 个月的时间，每次都在月经来之前的 1 周左右开始吃疏肝药，至少能自己吃吃逍遥丸，通过 3 个月的时间基本上可以将原本很容易郁结的肝气疏解开，这才是治疗这种头痛的根本性办法。

对她们难以改变的肝郁体质，这种疏肝解郁药是要常备的，能防止肝郁对肝血的暗耗，防止因为郁结导致的肿物的生长。在某种意义上，称逍遥丸之类的疏肝药为乳腺增生乃至乳腺癌的预防药，也不为过。

玫瑰花茶

配方 玫瑰花 4 ～ 5 朵，冰糖少许。

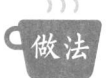

做法 玫瑰花 4 ～ 5 朵，加入少许冰糖，开水冲泡三五分钟，待花香味溢出后就可以饮用。月经来之前可以每天喝，起到疏肝作用。

现在很多人喝花草茶，为的是驻颜美容，容易肝郁的人可以喝玫瑰花茶、薄荷茶。玫瑰花有理气解郁的作用，但它毕竟是花草类药物，效力有限，只适合化解平时的小结、小郁。

经后发作的头痛吃八珍丸

中医对疼痛的辨证有个诀窍，就是要看什么时候发作，如果是累了之后或者是消耗之后发作或者加重，往往是虚性的。可以是血虚，也可以是气虚，中医用"烦劳则张"来形容它，就是累了之后加重的意思。

有的人在劳累之后会发烧，一般是身体很瘦弱的女孩子，比如上午很累，特别是周一，到了下午就开始发烧，而且体温不会很高，一般在 38℃以下，去医院检查什么问题也没有，只要休个假，烧也就不发了，我的一个朋友就如此。她是某网站高管，压力很大，特别是周一，繁杂的事情特别多，以至于她每到周日的下午就开始紧张，畏惧第二天的工作，到了周一下午，各种事情处理得差不多了，人困马乏的时候开始意识到自己发热了。后来找了中医看病，开的是补中益气汤的方子，吃了半年，烧不再发了，而且体质也好多了。这就是典型的气虚发热，必须用补的办法退热，如果换成了常规的清热药，肯定起反作用。

月经之后的头痛也是这个道理，这种人一般是血虚，月经期的失血加重了她们的血虚，头痛就是因为血虚到了不能上养头目的程度，所以是空疼空疼的感觉。

我上面说的那个白领，除了低烧，还有月经之后膝盖酸的毛病，每次月经之后，膝盖都酸得像爬了一次山一样，又酸又软，使不上劲，这也是典型的血虚，肝血虚。中医讲，"肝藏血"，"肝主筋"，腿酸就是因为筋缺少血的濡养了，月经的失血加重了她的血虚。

这种人的面色也不会好看，要么是萎黄的，要么是惨白的。月经本身也有问题，一种是月经量少、颜色淡，月经之后不仅头痛，而且还会肚子痛，也是空空的，喜欢用手按着，这种腹痛也是血虚在月经后加重的体现。还有可能是月经量多，行经时间长，但是颜色很淡，到后来都成了粉红色，质地也很稀，这就是气血双虚了。因为血虚所以月经色淡，因为气虚所以固摄不住血脉，使血妄行，止不住，别人五六天，她可以淋漓不尽地八九天甚至更长时间，如果有了这些症状，就更证实是气血双虚。

这时候要吃补血药来避免下次月经之后的头痛发作，以及和月经同时出现的诸多问题，药店里能买到的"八珍丸"就可以。

这个药一共8味，4味补血的，当归、白芍、熟地、川芎；4味补气的，人参、白术、茯苓、甘草。等于是气血双补的方子，通过让气血充足，头痛的毛病不再犯。

现在很多地方讲究吃膏方，就是让医生根据你的体质，设计出一个相对大的方子，利用秋冬这个寒冷季节身体处于收藏的状态，把各个方面的虚损补益上去。

八珍丸就是个可以参照的膏方基础方，如果不去开膏方，可以坚持吃3个月的八珍丸，到来年的春天，面色会好一点，体质会好一点，头痛的问题也该彻底除根儿了。从某种意义上说，血虚会导致"黄脸婆"，八珍丸是可以给面容"扫黄"的好药。

需要说明的一点是，八珍丸里全是补药，所以吃的时候要注意你的消化能力，如果你本身就是胃口不好，吃得很少，吃多一点就消化不了，那么你的血虚可能是因为吃不进去营养造成的，这个时候需要增加脾胃的消化能力。可以同服香砂六君丸与八珍丸，气血双补的同时，还增加了补脾化滞的力量。

如果你是胃口不差，饭量挺大，但吃了之后消化很差，吸收不了什么，肚子怕冷，大便不成形或者经常有不消化的食物，而且舌头颜色很淡、很胖，好像总是水汪汪的，这就有可能是脾阳不足，火力不够。光补气是不够的，要增加点火力帮助脾胃的吸收，这个时候可以用理中丸配合八珍丸吃，等肚子发凉的感觉好转，就把理中丸去掉，单纯吃八珍丸。因为理中丸性质热，一般情况不能连续吃3个月，否则会上火，但八珍丸里没有附子那么热的药，只要你是个瘦弱的女人，只要你月经之后的头痛没改变，八珍丸是可以吃上3个月的。

头痛部位固定吃血府逐瘀胶囊、三红汤

还有一种神经性头痛，性质比较剧烈，而且头痛的部位比较固定，除了随着静脉搏动一跳一跳地痛，可能有的病人还有一些针刺感。这就是血瘀导致的头痛了。再看她的舌质，一般都会偏暗，甚至是紫暗的，仔细观察，舌头上面还有瘀斑。面色也发暗，严重时她的皮肤会

像鱼鳞一样粗糙，用什么护肤品都无法改变，中医称之为"肌肤甲错"，这是血瘀人特有的症状。这种人，月经的颜色也会比较深，甚至有血块，来月经之后肚子很痛。

要想使这种性质的神经性头痛不发作，或者加大发作的间隙，就要吃活血药了。

首先要搞清楚，这种人的血瘀是怎么来的。一种是之前受过寒，一种是做过子宫方面的手术，比如频繁地人工流产。前者是因寒致瘀，后者是因伤致瘀，都会落下头痛的毛病。

> 对付这种头痛，可以在头痛没发作的时候就开始吃"血府逐瘀胶囊"，现在药店就有卖的，是清代名医王清任针对瘀血引起的头痛首创的，一直沿用到现在，有了成药剂型。

这个药里面有很多活血药，吃到舌质不那么暗的时候，头痛就会减轻，这个时候，她的血瘀也解决了。

需要注意的是，在吃这些活血化瘀药的同时，要注意保温。这是所有看中医妇科的人被医生多次嘱咐的话，但把这条医嘱当真的不多，因为受寒带来的问题不是立竿见影的。事实上，很多女性的问题，看起来难治，甚至找不到原因，其实都是受寒引起的，头痛只是其中之一。

除了药物，书中我提到过一个"三红汤"，就是用大枣、山楂、枸杞子一起煎汤，每天代替茶来喝，或者干脆用榨汁机把这三样东西去核后加开水打碎后喝，味道也很好。其中的山楂就有很好的化瘀作用，包括妇科的血瘀也能兼顾到。

有瘀血的女人可以经常喝这个汤，既有红枣、枸杞的补气滋阴，又有山楂的化瘀，虽然作用缓和，但融入每天的生活中，作用就不能小视了。

安眠药也能当止痛药

余秋雨写了本《问学》，是他和北京大学学生的对话录，虽然很多人不喜欢他，觉得他喜欢卖弄，但他时常能点到别人想不到的地方，在"不毛之地"上长出"参天大树"。

有个法国人对他说，中国人很没审美能力，因为在法国的中国餐厅，全部都是让人看着眼晕的"中国红"。法国人说的不尽属实，余秋雨轻松地抵挡过去了。余秋雨说："你们误会了，其实中国是唯一一个用黑色就描绘出了美景的国家，中国的国画是水墨画，就只有黑白两色，因为中国人早就知道'五色令人目盲，五音令人耳聋'的道理……"

从医学角度上说，如果你看的颜色过多，你听的声音过杂，视觉、听觉就要疲劳，很多偏头痛、神经性头痛就是由此引起的。特别是女性，因为她们比男性敏感，所以更容易在五色、五音的刺激下头痛发作。

我自己就曾经是个偏头痛的"老病号"，基本上去 10 次商场，有 8 次回来要头痛，而且越豪华、越热闹的商场会越严重。要么就是下午开会，讨论越热烈，说话的人越多，一般都是还没等会结束，就开始头痛。每次犯的时候是痛不欲生，恨不得撞墙。真痛起来，止痛片一般是不管用的，要痛到晚上，天色转暗才能稍微好转。严重的时候还要呕吐一次，才可以彻底了结。

这种能引起很多"疼友"共鸣的症状，恰恰是偏头痛发作的特点，声音的嘈杂、光线的刺激就是它发作的诱因之一。

后来，我慢慢地摸索出了经验，只要是这种因为繁杂、吵闹引起的头痛，马上回家吃一片"安定"睡觉，一般情况下，等睡醒了头痛会好转甚至痊愈。虽然治疗失眠的"安定"没有治疗头痛的疗效，但它通过使你尽快进入睡眠，而减少了光和声的刺激，等于把偏头痛的诱发因素驱除了，头痛自然可以缓解。

现在神经性头痛的人多了，和我们生活环境中信息过于丰富、色彩过于复杂很有关系。这个时候，你可以用下面一些办法缓解：

> 1.先离开吵闹的场所，尽快回家，把房间的灯光调暗，或者把窗帘放下来。
>
> 2.放一澡盆热水泡泡澡，热水能使血液循环畅通，聚集在头上的血液就可以缓解下来。如果你的头痛在受凉或者风吹后加重，而且感到脖子发硬，可以用热水冲冲脖子后面，那里有可以疏风散寒的风池穴和大椎穴，它们都是和头痛有关的穴位。
>
> 3.泡澡的时候也多用热毛巾敷敷后颈，然后彻底把头发擦干，或者用吹风机的热风把头发烘干，烘干的时候也可以侧重用热风吹吹风池、大椎这两个穴位。
>
> 4.放一个热水袋在脖子下，裹上毛巾，用它代替枕头，等温度下降了再拿走，驱寒作用更直接。

只要你不是面色红赤、燥热明显的热性头痛，上面的驱寒办法都可以使用。

如果洗澡不方便，可以用热水泡脚，水最好能到膝盖的高度。如果你是因寒而痛，可以驱寒；如果是血热上攻，可以引火下行。泡上20分钟，然后睡上一觉。如果睡不着，可以吃一片安眠药，比如最常用的"地西泮（安定）"，或者"佐匹克隆"，后者起效更快，而且睡醒了之后没有肌肉无力的"后遗"作用。在这个时候安眠药不仅安眠，同时还具备了消除外在光、声刺激的作用，价值和效果都不在止痛药之下。

失眠怎么办?

老话说"美女是睡出来的",睡眠不好的女人大多皮肤不好,这是常理。这话有道理,因为睡眠是人体最重要的修复时期,合成新的蛋白质,补充身体不同部位出现的损耗。而脸上出现皱纹,皮肤变得松弛,无非是因为那些部位的蛋白质受损,来不及补充的结果。所以,你就是吃得再有营养,只要不睡觉,吃进去的东西就没有机会转化为身体、容貌所需的蛋白质,皮肤就不可能保持好的状态。失眠的人面色都不好,久而久之,皮肤的老态也就明显了。

失眠,可以吃以下几类中成药

长期失眠肯定使人疲惫,甚至虚弱,面容憔悴。很多人会去找补药吃,以为这样保养能补救一下,但这往往是错误的,因为这种人不是真的虚,所以不能通过补来解决,反倒应该用清的办法。

人为什么能入睡?按照易卦的说法,日入地为"明夷"。"明"是光明，"夷"是伤的意思，入夜的时候，明伤了就晦暗了，这个时候人是要睡眠的。具体到"明夷"这个卦的结构，是"坤"上"离"下；具体到五脏，就是属于"坤"的脾气要升上去，属于"离"的心火要降下来，这样才能到达"明夷"状态，人才能进入睡眠。

在脾土降和心火升的过程中，还必须有一个通道作为其交通的保证，所以中焦要通畅，不能有痰湿，有了痰湿，这个通道就被堵住了。中焦堵住的人，舌苔一般都是很腻的，甚至是黄厚而腻，这个时候，如果你只是因为身体疲乏去吃补药，痰湿就要加重，舌苔更加厚腻，通道堵塞更严重，失眠不仅没缓解反而还要加重，吃进去的东西也不可能吸收到皮肤上。这种人适合通过化痰湿来安眠，比如著名的二陈丸，虽然其中没有安神、镇静的成分，但它保证了上下的交通，它具备的安神作用早在《黄帝内经》中就已经明确点出了：包含了二陈丸的半夏汤能治"目不瞑"。

有个经验说，失眠的时候喝牛奶。这就要因人而异了。如果是这种因为痰湿而湿热中阻的人，她们的胃肠消化肯定不好，她们的失眠可能是由自主神经的失职，影响了中枢神经的功能，往往需要消食导滞，有温补效果的牛奶在此时喝适得其反。

失眠的人多数是不能劳累的，活动一会儿就觉得出汗、没劲儿、心慌。即便有了如此症状，中医也并不都用虚来解释，而要综合来评价。例如，肝郁气滞的

如果用中医辨证的话，失眠在很多时候还可能是心经有热，因为有热把心神逼迫出去，四处溜达，心神不宁的时候怎么可能睡得好？这种失眠的人即便觉得虚弱也不能随便补，倒是应该选择清心、安神之类的药物去治疗；心清了，睡眠好了，疲劳、虚弱自然减轻。

患者也可能出现疲乏，就要采用疏肝解郁的方法，你去看中医，可能会给你开解郁安神颗粒之类的疏肝药；如果舌质红，舌苔黄厚，大便干，说明心火很盛，可以临时加服 3～5 天的牛黄清心丸。

其实，中医是没有安眠药的，它主要是把引起失眠的原因解决掉来治疗失眠。所以，凡是能解决失眠原因的药也就都具备了安神效应。给大家介绍几种性质不同的中药安神药。

天王补心丹 ●

阴虚血少明显的失眠更适用。如果心血被火消耗掉了，人不仅会失眠、健忘，心里一阵阵发慌，而且手脚心发热，舌头红，舌尖生疮。这个药补的作用更大一些。

朱砂安神丸 ●

这是李东垣的方子，用于治疗失眠多梦，但"心火"明显比上一个药物治疗的失眠要旺，因为这药里有去心火的黄连。心里觉得很烦，甚至有点心神不宁，坐立不安，还有可能有精神抑郁，这个时候吃朱砂安神丸就比天王补心丹合适，既能清热，又能用朱砂这种矿物类药物，重镇一下浮越的心神。

柏子养心丸 ●

既然是养心，补的成分就多一些。这种病人虚的也会明显，失眠健忘，还要有气虚的表现。稍微运动就会感到心慌，而且有点响声就被吓一跳。常说的"一惊一乍"，俗话是"胆小"，实际是"心虚"，所以药里用了黄芪补气。

人参归脾丸

这个成药和"心"无关，一看不像是治失眠的，但因脾虚导致的失眠非它不可。脾虚使气血生成不足，影响到心血也不足，最终使心神无处寄居，心神浮越。所以，除了失眠，还会记忆力下降，而且总是一副有气无力、营养不良的样子。有气无力是气虚，营养不良是血虚。

七叶神安片

有些老年人晚上会觉得胸闷，有冠心病也影响睡眠，这个状态用七叶神安片可以缓解，因为这药除了活血之外，还能安神。如果还经常有胸痛、胸闷发作，可以加服血府逐瘀口服液（胶囊）。

安神补心丸（胶囊）

凡是入睡困难或多梦、易醒的人，如果还伴有心悸、心烦、咽干口燥、盗汗、耳鸣、头晕，就适合吃这个药了。

牛黄清心丸

这种失眠是心火烧的。除了失眠，还有头昏沉、心烦、大便干、舌质红、热象比较突出的人可以选择。

加味逍遥丸

治疗因为紧张、生气导致的失眠，可以起到疏肝解郁、改善睡眠的作用。

越鞠保和丸 ●--------------------------------------

对失眠而梦多，早上醒来总感觉特别累，胃口不好，舌苔厚腻的人适
用。治失眠有个民间经验，就是临睡时喝杯牛奶。但这个经验也要分
人，如果是越鞠保和丸适应的失眠，就千万别再喝牛奶了，因为舌苔厚
本身就说明有湿热，胃肠不干净。湿热、瘀滞也可能是失眠的主因，再
喝牛奶就是给夜间的胃肠增加负担，只能加重病情。

解郁安神颗粒 ●--------------------------------------

适用于因情绪不畅导致的入睡困难。这种人多梦，而且睡得很轻，一点
小声就容易惊醒，还可能有心烦、健忘、胸闷等症状同在。

同仁安神丸 ●--------------------------------------

失眠，而且心烦、舌尖红、多梦的人，可以选择服用。

活力苏口服液 ●--------------------------------------

失眠并伴有腰酸腿软、耳鸣，还有明显的肾虚表现，才适合吃这个药。

　　上面这些具有安神作用的药，只有两个里面有补药。一个是柏子
养心丸，里面用了黄芪，这药适应的是心气虚很明显，虚到连惊吓都
受不了，好像要捧着心才行的人。还有就是人参归脾丸。其实有些人
的失眠往往在疲劳发生之后，疲劳是他们更大的问题，有气无力、面
色萎黄是他们不同于其他失眠者的典型特点，而人参就是针对这个问题
的，通过气血双补，使心神有所寄居，不再四处溜达，人才得以安眠。

褪黑素用于睡错了觉的失眠人

很多年轻人失眠是因为颠倒了作息时间，比如长期熬夜上网或者长年上夜班，不是不能睡，而是睡的时间错了。这种时候就不要指望安眠药，可以用调整时差的药物，就是前面说的被包装成"脑白金"的褪黑素。

人体是不会分泌对自身有害的激素的，除非过了量。

褪黑素是人脑中一种松果般大小的叫松果体的

> 之所以说褪黑素比普通安眠药好，是因为它是人体本身就有的，比如治疗糖尿病，胰岛素就比其他降血糖药好。

结构分泌出来的，所以你如果去药店买，写"松果体素"的就是褪黑素。

褪黑素是迄今发现的最强的内源性自由基清除剂。前面我们说了，自由基不是好东西，必须尽快清除，否则衰老、癌症都以它为基础发生。褪黑素就有这个功能，能防止细胞产生氧化被损伤。在这方面，褪黑素的功效，超过了已知的所有体内物质，从这个意义上说，叫它"脑白金"倒是不为过。

褪黑素的分泌有昼夜节律，夜幕降临后，光刺激减弱，松果体合成褪黑素的酶类活性增强，体内褪黑素的分泌水平也相应增高，在凌晨2～3点达到高峰。而夜间褪黑素水平的高低，直接影响到睡眠的质量。

人老了，觉都少，因为随着年龄的增长，松果体萎缩直至钙化，特别是35岁以后，体内自身分泌的褪黑素明显下降，平均每10年降低10%～15%，导致睡眠紊乱以及一系列功能失调。深睡眠，也就是不做梦的"慢波睡眠"时间减少，即便睡了，也没年轻时那么解乏，不可能一夜起来又活力焕发。如果这个时候，你又在从事一种黑白颠倒的工作，比如半个月一倒的夜班，把生物节律打乱了，更恰当地说是把褪黑素分泌的节律打乱了，失眠自然在所难免。但因为你只是节律紊乱，而不是真正的失眠，如果吃安眠药就有点用力过猛了，所以更适合吃这种能诱导自然睡眠的体内激素，通过调节人的自然睡眠而克服睡眠障碍，提高睡眠质量。而且它还没有成瘾性，不会说吃了就依赖了，也没明显不良反应，因为毕竟是自己身体里产生的。

> 用褪黑素的话，一般是晚上睡前口服 1 ～ 2 片（含褪黑素 1.5 ～ 3 毫克），一般二三十分钟内就能产生睡意；而早晨天亮后，褪黑素自动就会失去效能，起床后也不会有疲倦困顿、醒不过来的感觉。

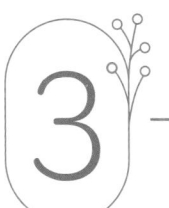

3

宫颈糜烂怎么办?

梅艳芳、李媛媛这两位受人欢迎的女明星，都是因为宫颈癌而英年早逝。子宫一出问题，女人就紧张，特别是当给出了"宫颈糜烂"的诊断时。"糜烂"二字看着就瘆人，在很多女人眼中就是等待癌变！而且不断有各种医疗广告将这个常见问题渲染得更加耸人听闻。其实，这就是一个慢性的宫颈炎症，这个医学名字在命名当初，没想到之后会把不懂医的女人吓到。

宫颈糜烂就是普通的炎症

事实上，"糜烂"只是一个说法，是对宫颈状况的一个逼真形容和描述。因为宫颈被感染以后，宫颈表面正常的鳞状上皮就被黏膜覆盖了，黏膜比鳞状上皮要娇嫩，它覆盖在没有正常鳞状上皮的宫颈表面，看起来就是红色的，确实有"糜烂"的感觉。

正常的女性都有生理周期，在每个生理周期，宫颈管里的黏膜就要往外长，形成一个移形带，如果这个时候你的宫颈或者阴道有感染，比如我们最常听说的细菌感染、衣原体或支原体感染，黏膜就很容易被感染，被感染的黏膜就好像糜烂了。

很多人之所以被吓到，还和很想从你身上赚钱的小医院有关。当你告诉那里的医生，你的白带确实多了一点，他们可能马上就要求你做一个阴道镜，之后给你在糜烂的部位拍一张很吓人的照片，指着照片告诉你：哪哪有糜烂。而这，就是他们赚钱的妙法。因为黏膜很薄，血管很容易透出来，这张看起来红红的照片完全可以让不懂医的人觉得问题严重，乖乖接受没必要的检查和治疗。

其实，阴道镜给出的照片，基本类似于很多女人怀孕做 B 超时拍的照片，后者最多是给未来的孩子留个纪念，从很早就记录他（她）的成长。但从诊断上来讲，这样的照片没有任何价值，也不能说明疾病的程度。

人们害怕宫颈糜烂，主要是担心和宫颈癌挂钩。事实上，目前中国宫颈癌的发病率约为万分之十，这是一个很低的发病率。每年因为宫颈癌死亡的，像北京这样比较发达的地区，可能是万分之八、万分之九的样子，非常低。

如果发现有宫颈糜烂的问题，自己又心里打鼓，担心未来癌症的发生，那只需要做一个宫颈的涂片，一般缩写叫"TCT"。它是目前国际上最先进的一种宫颈癌细胞学检查技术，对宫颈癌细胞的检出率可以达到 100%，同时还能发现部分癌前病变，微生物感染如真菌、阴道毛滴虫、病毒、衣原体等。

此外，还有一种叫作"HPV"的检查，就是检查你有没有被人乳头瘤病毒所感染。这种检查也是无创的，只是用伞状的小刷子在宫颈刷一下取样，然后利用细胞保存液来分离样本中的杂质，形成清晰的

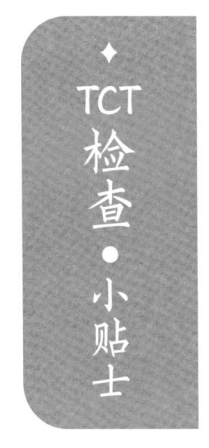

TCT 检查 · 小贴士

1. 在做 TCT 检查前 24 小时避免性生活。

2. 在做 TCT 检查前 24 ～ 48 小时内不要冲洗阴道或使用阴道栓剂，也不要做阴道内诊。

3. 如有炎症先治疗，然后再做 TCT 检查，以免影响诊断结果。

4. TCT 检查最好安排在非月经期进行。

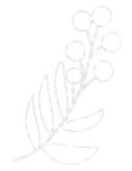

细胞涂片，就能检测到你是否被 HPV 感染了。

如果这两种检查都正常，没有发现异常的组织，虽然你的宫颈糜烂有症状，比如白带很多、腰酸肚子疼，也只需局部用药来对症治疗。如果你连症状都没有，即便是中度甚至重度糜烂，也可以不治疗。

一般这种检查，每年做 1 次就可以了；如果这两个指标连续 3 年都正常，以后可以两年做 1 次，这两个指标的正常说明你是一个宫颈癌的低危人群，不需要频繁做检查了。

即便是 TCT 或者 HPV 有问题，说明你被病毒感染了，但是，从这个感染到宫颈癌可能需要 10 ～ 20 年的时间。如果是轻度的感染，即使你不治疗，也是可以逆转的。曾经有过调查，20 多岁的妇女，HPV 感染程度可以达到 30% 左右，但是等到 30 岁以后，HPV 的感染只能达到 6% ～ 7%，减少的那一段哪儿去了？是自然好转了，持续阳性的病人是很少的。即便是感染严重的情况，通过早期治疗也完全可以治愈。

有的女性在同房以后会出血，这很让人紧张，但是，如果你去检查发现 TCT、HPV 没异常，那就说明出血是宫颈炎症造成的。再有，如果你戴了避孕环，同房时子宫收缩，相当于跟环之间有个互动，也可以造成一定的出血，但都不是大事。

没症状的糜烂可以不治疗

一般来说，在宫颈糜烂的诊断上还有轻度、中度、重度之分，但这只是指糜烂的面积，实际上和感染的严重程度、是否变成宫颈癌没有直接关系。如果什么症状也没有，就说明在目前的这种状况下，细菌没有在这个地方繁殖，即便现在诊断是重度，没准过半年就自己变成轻度了。

如果你的宫颈糜烂有症状，主要症状就是分泌物增多，白带是黄色的，同时有腰酸、肚子向下坠的感觉，可以进行抗感染治疗。一般就是口服抗生素，吃一个星期，再加上局部的栓剂就可以了。

如果这种患者是已经生育过的了，而且糜烂面积确实比较大，还可以做一个物理治疗，比如激光治疗、微波治疗、冷冻，把糜烂的地方烧一下或冻一下，相当于把移形出来的黏膜上皮破坏掉，让鳞状上皮再长上，糜烂就修复好了。糜烂通过药物治疗，有一部分是自然转归的，但是大部分药物治疗只能达到没有症状，如果想消除糜烂，还是需要物理治疗的。

如果是没有生育过的，一般都是对症治疗，不主张在没有生育之前做物理治疗，因为有的医生掌握不好，治疗的深度太深了，会影响到宫颈管的黏膜，进而影响未来怀孕。如果一定要做，选择比较好的医院，一般的治疗费用也就几百元，过万元的治疗费说明你被忽悠了。

有个例外情况需要说明，严重的宫颈糜烂，往往炎症严重，分泌物多，而且其中的白细胞也多，这些白细胞有可能会吞噬精子，从而影响怀孕，所以为了使怀孕顺畅，适度的消炎也是必需的。

衣原体、支原体感染未必都是性乱引起的

宫颈糜烂的发生跟性生活有关，因为性生活增加了感染的机会。

如果生育过，做过流产，宫颈黏膜往往都有损伤，一旦同时有细菌过去的话，细菌就容易种植在那个地方，造成感染，引起糜烂。还有个诊断同样吓人，就是支原体、衣原体的感染。很多人是因为准备怀孕做体检，结果检查出了衣原体、支原体的感染，医生说，得先把这问题解决了才能怀孕。结果，两口子为此打架，都说对方不检点，"引狼入室"。

衣原体、支原体感染和 HPV 感染，最早都认定是性传播的，现在发现，除了性之外，还有其他感染机会。这就意味着，支原体或者衣原体感染未必就是因为性乱。但是，如果要怀孕，确实先要把支原体、衣原体感染治好。因为衣原体感染是一个慢性的、隐匿性的过程，如果扩散到盆腔，有可能会造成输卵管堵塞，造成不孕症。至于支原体的感染，如果是在妊娠期存在，可能会引起流产、早产的问题。但这两种感染和宫颈癌没关系。

这种感染的治疗一般口服药就足够了，如果医生为此开出静脉点滴 1 周，就有可能是"过度治疗"了，不仅仅造成经济损失，对你的健康也是有损害的。因为大剂量地用了抗生素以后，阴道正常的菌群会被杀死，原本的平衡就被打破了，相当于一个国家没有警察和法律，那就谁有本事谁来吧。比如真菌性阴道炎、细菌性阴道病等疾病都会出来了，你会治得没完没了，刚治好这个病，又出现另一个病。有的病人就说，"我自从因为这个事（衣原体感染）进了一次医院，就再没出过医院"。

口服一个礼拜的药一般就够了，花费也就二三百元钱。但需要注意的是，治疗之后不要马上复查，因为之前的感染是长到细胞组织上的，需要将它更新换代地代谢掉，变成正常的组织，然后再查。一般是来完一次月经之后再复查，如果马上就复查，有可能一看还有，也会对医生造成一种困扰，觉得这个药不敏感，还得换别的药，又是过度治疗，对病人也是一种不必要的心理负担。

4

让人虚惊一场的
卵巢囊肿与子宫肌瘤

体检的时候，很多女人被告知卵巢上有囊肿，这往往会让她们大惊失色，因为"囊肿"和"肿瘤"，听起来有那么点相似，有些女性朋友就会担心自己是不是得癌了。

直径小于 6 厘米的卵巢囊肿一般没大事

事实上，卵巢囊肿就是卵巢上长了一个包，首先得分析这个包是生理性还是病理性的，一般生理性的是良性的，不用管，病理性的才需要治。

值得庆幸的是，卵巢囊肿还是生理性的多。因为卵巢是一个排卵器官，卵泡产生、发育、发展的过程中就可能形成囊肿，这种囊肿一般在 3 个月之后可以自然消失。当然了，不能死等时间，还可以借助超声检查来判断，如果是生理性的囊肿，直径一般不会超过 6 厘米。

较常见的子宫内膜"搬家"，是搬到卵巢上去了，随着每次月经的出血逐渐长出一个血包，这就是子宫内膜异位症，俗称"巧克力囊肿"，这种囊肿的恶变率也是千分之几，所以不必非常紧张。

还有一种是"畸胎瘤"，实际上是原始细胞在解除分裂的时候遗留下来了，很可能是长囊肿人的"双生子"，所以可以长出皮肤、毛发、骨骼、牙齿，甚至头皮，看着吓人，但都不会恶变。唯一可能的是导致卵巢的重心不稳，被囊肿坠得会在盆腔里翻跟头，卵巢就扭转了，一旦扭转，血液供应就有问题，就会缺血坏死，就会造成疼痛。卵巢的畸胎瘤是很容易造成扭转的。

有些女孩子上体育课，正在跳马，肚子突然疼上了，上医院一做超声检查，说卵巢上长一个包，就可能是这种瘤，如果早期做手术的话，还可以把卵巢复位，把畸胎瘤剥除。前面那种巧克力囊肿，到一定的时候也会破，破了以后陈旧性的血液流得满肚子都是，也会刺激着感觉疼痛，必要时也需要手术。

现在很多妇科手术都采取"微创"方式了，就是在肚子上打 3 个眼，放进手术器械。因为不用开腹，所以很少出血，手术的视野很清楚，可以很顺利地把瘤子剥出来，装在一个口袋里头，然后从打好的孔里拎出来，腹腔里就干干净净的了。

很多人疑惑，做了妇科手术是不是会影响未来怀孕？恰恰相反，比如说子宫内膜异位症，子宫内膜"搬家"搬到卵巢上去了，这对盆腔来说都是刺激，里面就会有炎性的反应，会派白细胞过来，会派"组织杀伤因子"过来，受精卵、卵子在腹腔里面游动的时候，容易被"误杀"了。而且粘连会引起输卵管的扭曲，影响受精卵的移动、着床，做完手术以后这些问题都剔除了。所以，手术后的 6 个月就是这类人的"黄金怀孕期"，因为内环境给打扫干净了。这之后的两年也是比较好的怀孕时机，再往后可能就差了，因为异位症可能复发。

卵巢癌容易发生在停经后

卵巢癌是女性常见的恶性肿瘤之一，因为卵巢长在盆腔的深部，癌肿小的时候不会有什么症状，往往是等它长大了，引起满肚子腹水了才去看病，所以是个很容易误诊的疾病。甚至医生自己也会有这样的问题，因为没什么症状，只觉得肚子大了，还误以为是自己胖了呢！

总体来说，卵巢癌在五六十岁更常见，而且和家族史有关。经常是姐姐前两天刚得了卵巢癌，妹妹过一段时间也来看病了。如果体检时发现卵巢上长有包，以前没有，现在新长出了，又是囊实性的，就要警惕这个问题了。特别是当医生告诉你说"这个瘤子是实性为主，血流很丰富"，就更要警惕了，必要时要做腹腔镜的探查，弄清楚其性质。同时，化验血也能帮助诊断，比如说查"CA125""CEA"，这两个指标是最常用于卵巢癌判断辅助的指标。

有一些中老年人可能觉得"我绝经了，不再有月经了，就不用再体检了"，这种观念是错误的。恶性肿瘤是不依赖于激素的，想长就长，绝经之后照长。

CA125 是癌体抗原，这个在体检的时候一般都要查到。如果是卵巢上皮癌，CA125 可以格外地高。但是，还有种良性疾病，比如子宫内膜异位症和子宫腺肌病，CA125 也会增高，而这两种疾病在正常人当中也是多见的，所以不一定这个指标高就是长癌了。

另外，很多人对医生规定的抽血时间不重视，特别是妇科检查，CA125 跟月经是相关的，如果你恰好在月经期抽血检查，CA125 就会增高。

子宫肌瘤未必都需切除

子宫肌瘤是妇科疾病中容易被过度治疗的第二大类疾病，这种肌瘤发病率非常高，并不是说都需要做手术，大部分人都是可以带瘤生存的。一般情况下，如果出现了症状，影响了身体和生活质量，那就进行手术治疗，把它切除掉；如果没有影响，就定期观察，相当于不用治疗。

为什么可以这样做？因为子宫肌瘤的恶变率非常低，大部分都是良性的，你没有必要着急一定要把它切除掉。那么，如果肌瘤很小，是不是应该用药物来控制呢？这个时候很多人会选择吃中药。

中药到底有没有效呢？我们先来看子宫肌瘤的发生规律。一般到了更年期之后，绝经了，肌瘤也就逐渐萎缩了、变没了，因为那时候体内的雌激素减少甚至消失了。也就是说，肌瘤之所以长，是因为你还处在雌激素的环境中，想通过药物消除的话，只能吃一种可以减少雌激素分泌的药物才能控制它的生长。暂且不说吃的中药有没有这种功效，如果真的有，这样的药你敢吃吗？肯定不敢，也不该吃，吃了就等于把自己提前送到了更年期，早早地把自己的月经停了。而且，停了这种药以后，子宫肌瘤该长还是会长的。所以你没有必要付出这种代价，可以通过定期检查静观其变，到了需要手术的时候再去手术。

有肌瘤的人，同时还可能有乳腺增生，脸上的黄褐斑也会明显，这种系列情况一出，初步可以判断这是个"肝气郁结"的女人。她的诸多疾病都和她的心绪、性情有关，比较敏感，爱较劲，心思细密。这种秉性的女人，自我调节的价值远远大于药物，因为一次情绪变化引起的激素波动，乃至由此引起的后患，不是吃几服药就能平息的。

很多人觉得肌瘤就是瘀血，就擅自去吃活血化瘀药，但并不是所有的肌瘤都属于瘀血，中医辨证的话，还可以是气郁、寒凝。况且很多活血化瘀药，是有破气效果的，常吃会损耗正气，能把人吃没劲的，越吃越软。所以，一般的化瘀药物都需要有适当的补药兼顾托举着正气。对有肌瘤的人，中药的作用是改善症状，但要想使肌瘤缩小或者消失几乎是不可能的。

具体说到子宫肌瘤，可以分为以下几种：

1. 浆膜下肌瘤，相当于长在子宫外面的。

2. 肌壁间肌瘤，它是长在子宫肌壁里面的。这类肌瘤长到一定程度会影响宫腔的形态，也会造成月经量过多。还会压迫到直肠或者膀胱，会不停想去小便，有肛门重坠的感觉。出现这些情况，需要进行手术治疗。还有一些肌瘤是迅速增长的，恶性肿瘤有一个特点是长得快，"日新月异"，一旦发现这种情况，就需要做手术了。

3. 黏膜下肌瘤，它是在子宫腔里面长的。黏膜下肌瘤直接影响到子宫腔，所以大部分人会出现月经量过多的症状，造成贫血。一旦发现这种情况，不管它多大，都需要做手术。手术也很简单，做宫腔镜就可以了，不需要开腹。

子宫内膜是孕育新生命的土壤，土壤的厚度是很有讲究的，一般情况下在 1.5 厘米以下，而且是很均匀的。如果长东西的话，可能会显得比较厚，不是特别均匀，颜色显得比较深。对此，医生可能会给你做一个"大扫除"，就是"刮宫"，把宫腔里的土壤清理一下，刮出来的东西送病理科检查就可以搞清出血真相了。

现在都实行无痛手术，无痛刮宫，宫腔的手术、宫腔镜都可以是无痛的，再没有过去的刮宫之苦了。你好像睡了一觉，检查或者手术一结束，把药一撒，人就醒过来了，可以很轻松地查明甚至消除引起出血的原因。

卵巢问题引起的出血，往往出现在孩子和中年人这两个群体。

青春期型异常出血：卵巢功能从幼稚走向成熟的时候，女孩子可能好几个月不来月经，然后大出血，或者月经总是哩哩啦啦地出血，总是不干净。这种情况就是卵巢功能不协调，用药物调整就可以好。

更年期型异常出血：卵巢功能走下坡路的时期，也会不协调，表现为乱出血。但是由于卵巢癌本身造成异常出血的比例并不高，至少在早期很少是以异常出血为症状的。

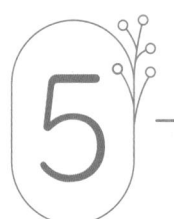

5

养子宫——不失调

西方人昵称月经为女人的"好朋友",因为有月经就说明这个女性还年轻,还有生育的能力。但是我们这位"好朋友"的脾气却很难捉摸,有些难缠。一旦我们的身体有个风吹草动,它就会做出相应的反应,月经周期紊乱、经期过长、痛经、经期极度疲劳、更年期症状严重……几乎每个女性都曾遇到过不同程度的月经问题。

青春期的痛经无大碍,中年时的痛经无小事

记住一句话:青春期的痛经无大碍,中年时的痛经无小事。

痛经是常见的妇科问题,虽然常见,但严重时苦不堪言,会疼得大汗淋漓,面色苍白,疼哭的甚至疼晕的都有,很多人为此每个月得请假休息。这种情况如果发生在青春期,年轻女孩子初潮不久就出现了,或者说一来月经就痛经,这一般属正常,主要是因为子宫发育不良、宫颈口或子宫颈管狭窄、子宫过度屈曲,使经血流出不畅,造成

经血滞留，刺激子宫收缩引起疼痛。一句话，就是身体的器官还没完全长好，没发育成熟。这种属于原发性痛经，大多能在生育之后缓解。

很多女孩子痛经，还和她们先天纤弱的体质有关，一般都偏瘦弱，怕冷，手脚总是凉凉的。月经来的时间总是错后，颜色也是偏黑的。自己看看舌头，往往是很暗，严重的可能有瘀斑。这种瘀血通俗讲是因为火力不足，寒凝导致的。别人受寒之后可能通过自己的热量化解、驱散，火力不足的女孩子就会将寒气蓄积在体内，日久天长就会加重痛经，因为血遇寒之后更要瘀滞、不通，不通则痛了。

对于这种痛经，要在经期之外就做功课，提前祛寒，可以在月经来之前1周，每天临睡前自己做艾灸。

祛寒艾灸疗法

穴位 将一片生姜放在气海穴上，具体位置是肚脐之下一点五寸的地方（注意这个一点五寸是用你自己的手量出来的，就是把手指并拢，四指合在一起，一半的宽度就是一点五寸，这是你自己的一点五寸，长度是因人而异的）。这个穴位一般用于提升阳气、温里散寒。

时间 从药店买来艾条，每次捏一小撮，捏成一个小三角形，放在姜片上之后点燃，燃烧完就叫"一壮"，每天可以灸三五壮。艾绒燃烧的热力会透过姜片渗透到穴位，你会感到温热逐渐进入腹中。如此每天坚持，到了再来月经时疼痛会明显好转。

注意 在艾灸的这几天，还可以配合一些中成药。比如，寒气很重的人，月经来的时候肚子冷痛，适合服用艾附暖宫丸。该丸中含有几味性质很热的药物，所以有的人吃后会上火，比如长口疮、鼻子发干。如果遇到了这种情况，可以用凉水送服，还可以喝点苦丁茶，稍微反佐一下，便于把药物按量服下去。毕竟体质本身是虚寒的，还是要照顾主要矛盾，散寒要打持久战。

中医有一个方子也能散寒止痛，就是少腹逐瘀汤，是清代名医王清任创制的，化瘀作用很强。要吃这种药，一定要确认自己是因为瘀血导致的痛经，最简单的就是看舌头，舌质暗是重要的指征。

还有两个药可以用来缓解痛经症状，是桂枝茯苓丸、失笑散，这两个药热性没那么强，主要是活血化瘀的。之所以叫失笑散，就是形容药物见效快，吃下去疼痛就减轻了，笑容就出来了。如果前两种药物吃了之后实在是上火太严重，可以改用这两个，但艾灸治疗还是要跟上，以求将寒邪驱散出去。

比较麻烦的是继发性痛经，多见于生育、流产之后，或者已经人到中年，以前年轻的时候没这毛病，不知道什么时候开始痛经了，而且逐渐加重，没有缓解的迹象。很多时候要想到子宫内膜异位症，如果是这种病，是会影响以后怀孕的，是需要治疗的。

你的痛经可能是陌生的"腺肌病"

子宫内膜异位症就是子宫的内膜长到不该长的位置上去了，长在了宫腔以外的异常部位，比如卵巢或盆腔，直肠甚至身体其他部位的黏膜上，有的还长在了鼻腔。因为是子宫黏膜，所以无论长到哪里，都具备子宫内膜的特点，是要听从身体内每个月激素的变化的，被激素调遣着按时出血。有的人在月经时还会流鼻血，在民间叫"月经倒流"，就是这个道理，是长到鼻腔中的子宫黏膜在异常部位来按时出血了。

我的一个朋友40多岁，每到月经期间她都要腹痛，而且便血，最初不知道是什么病，很紧张，以为肠子长了东西，后来发现是严重的子宫内膜异位症。

如果内膜长到了盆腔内，同样有周期性改变和出血，但盆腔中的血不能外流，所以每次来月经的时候都会引起疼痛，并因此与周围邻近组织器官粘连，使痛经逐渐加重。医学上有个形容词，叫"巧克力囊肿"，就是子宫内膜长到卵巢上去了，这上面的内膜也按照每次月经期出血，使卵巢逐渐增大，因为排不出去，慢慢变成积血的囊肿。这种陈旧性出血呈褐色，似巧克力，故子宫内膜异位症又称"巧克力囊肿"。这种人如果去做妇科检查，医生一摁肚子就会喊痛，就是积血导致的。

有几个特点首先可以帮你判别是不是子宫内膜异位症。

1. 痛经：以往正常，没有痛经史，突然从某一个时期开始出现痛经了，而且逐渐加重，甚至需要卧床或用药止痛，同时月经量多，经期延长。

2. 大便坠胀：在月经来前或月经来后，排便时能感到粪便通过直肠时疼痛难忍，但在其他时间并无这种感觉。前面说的那个便血的人，就是异位的子宫内膜深达到直肠黏膜了，在月经期才会直肠出血。

3. 性交疼痛：如果异位的内膜长在了子宫直肠窝或者阴道直肠隔，周围的组织就会肿胀，月经前期这些异位的内膜肿胀，性交时就要疼痛。

4. 不孕：有 40% 的子宫内膜异位症患者是不孕的。因为腹腔里的异位内膜每个月都不断出血，引起输卵管周围粘连，输卵管不能灵活地捡拾卵母细胞，严重时输卵管的管腔都被堵塞了，所以无法排卵，影响受孕。

对这种病的治疗有时候是难免手术的，通过手术切除异位的内膜，再通过药物控制其在腹腔内的生长，接下来的问题就是要抓紧怀孕。

手术后的半年之内，是最容易怀孕的，也就是说，要赶在下一批异位的内膜长出来之前怀孕，因为这个病很容易复发。很多人想选用保守治疗，中药自然是首选，比如可以用少腹逐瘀胶囊。

从中医的观点看，少腹有血瘀的人，除了妇科器官的症状，肤色也会显得很暗，没光泽，连嘴唇也发暗，舌头也是暗的，甚至有瘀斑、瘀点。而且身体偏瘦，人容易显得憔悴、枯槁。周身的皮肤都很粗糙，甚至"肌肤甲错"，就是说皮肤像动物的鳞甲一样纹理粗糙。要想从根本上使自己变白皙、变丰润，首先要把少腹的瘀血去除了。

还有一种大家比较陌生的疾病，叫子宫腺肌病，也是引起痛经的"罪魁祸首"。这是因为一部分子宫内膜滞留在子宫肌壁里面去了，每个月按时在肌肉里出血，所以会越来越疼。有的人化验时发现，自己的CA125也会增高，会令她们吓一跳，因为患卵巢癌的时候这个指标也会升高。如果B超提示子宫肌壁上有强的回声点，有一些异常的血流，同时CA125又高，再加上越来越重的痛经，这一般就是子宫腺肌病了。

这种病很讨厌，第一个是影响怀孕，因为子宫内膜状况很差。另外是没有什么高招可治，疼得非常厉害时只能切子宫。有过这样的例子，该患者二十八九岁，痛经非常厉害，也没有孩子，但只能切子宫。这个病在年轻妇女当中越来越常见了，如果真是这个问题，一定得早治，现在已经有不少药物治疗的方法，阻止病灶进一步发展，尽量保全生育功能。

月经前脾气坏，看什么都不顺眼怎么办？

月经前，很多人是有症状的，最常见的是脾气坏，看什么都不顺眼，会找碴儿吵架，家人、同事都躲着她。有个针对女性犯罪的研究显示：大部分的女性犯罪，是月经前几天发生的。抛开每个人的性情甚至道德层面的问题，单纯从生理角度讲，那几天正是女性雌激素分泌的高峰，也正是中医说的肝郁阶段，肝郁不舒，可能会助长她们的犯罪冲动。但毕竟这些是极端的例子，更多人的情绪是可以自控的，我见过一个每次月经前都要发作"气胸"的例子，真的因为生气"气炸了肺"！

我们胸腔里面是负压，肺脏在负压状态下才能舒张，才能把氧气吸进来。气胸就是胸腔进了空气，不再是负压了，肺就被空气挤瘪了。这会导致呼吸困难甚至危及生命，必须赶紧把气抽出来，让肺恢复舒张状态。

这个人是在新冠疫情期间找到我的，之前她每次气胸发作时，都赶紧去医院抽气。但因为疫情，没有医院接收她，只能回过来找中医。当时我给她开的就是疏肝解郁的药物，因为她发作前，正给孩子辅导作业，自己形容是"已经郁闷到要爆炸"的程度，结果吃了三天疏肝解郁的药物，气胸就控制住而自愈了。之后，每次月经前她都吃这个药，气胸发作越来越少，就算发作也能很快自愈，再不用去医院抽气了。

气胸的发生还是少见的，这个人为什么会得气胸？我细问了她的整个气胸发作史才知道，她在一次流产手术后，月经期就开始气胸了。因为流产手术中，子宫内膜通过手术中的负压吸引，可能会跑到其他部位去，比如胸膜。在胸膜上"落脚"的子宫内膜，仍旧每月听从雌激素的"召唤"，按月脱落，脱落之后，胸膜上就有了空隙，气胸就这么发生了。

从中医角度讲，这种气胸和子宫内膜有关，与月经有关。中医的肝经是循行胸部而过的，肺、乳房等胸部的很多问题，多与肝经不舒有关，这就是疏肝解郁药能治好气胸的原因。

首推的就是逍遥丸和加味逍遥丸。逍遥丸最早出自宋代《太平惠民和剂局方》，是在医圣张仲景的名方"四逆散"的基础上加减而成，因能散肝气之郁，行血液之滞，服用后使人气血流畅，周身舒适，能明显改善人的精神状态，情绪舒畅，心情愉快，故有"逍遥"之美称。

《辞海》对"逍遥"的解释是："优游自得，无所烦心貌"。逍遥丸作为疏肝解郁的经典方剂，为历代中医所钟爱，用于治疗多种妇科问题，清代著名医学家叶天士赞逍遥丸为"女科圣药"。

在逍遥丸这个方子里面，柴胡是疏肝理气的，是君药；白芍敛阴柔肝，和当归一起来补肝体而助肝用，使血和则肝和，血充则肝柔，共为臣药。

> 加味逍遥丸比逍遥丸多了丹皮和栀子，这两种药物是凉性的。加味逍遥丸针对的是胸闷憋屈，乳房胀，同时有上火的表现，比如口干口苦，这是肝郁久了化热的结果。

如果没有上火表现，单纯用逍遥丸就可以。两种药分别在月经来之前一周开始吃，吃到月经来了再停，这样坚持几个月经周期，肝郁的问题会减轻不少。

还有的人是月经前头疼、失眠、感冒、腹泻或者便秘，如果看中医，也多是因为肝郁所致，肝木克脾导致了脾虚，脾虚才会腹泻，才会免疫力低而感冒。这时候可以同时吃逍遥丸和人参健脾丸，既改善了经前的腹泻，也为即将到来的月经期这个免疫力最低的时段，提前储备免疫力。

同样是肝郁克脾导致的脾虚，有的人经前不适表现为失眠，因为脾虚导致血虚，心神没有心血可以寄居而四处游荡，神不守舍就会失眠。这时候可以用逍遥丸配人参归脾丸，人参归脾丸是专门治疗脾虚失眠的，通过养血来助眠。经前服用，还能为经期失血提前做好储备。

需要注意的是，人参健脾丸和人参归脾丸，只有一字之差，但作用却区别明显。"归脾丸"针对的是脾虚失眠，作用在神经系统；"健脾丸"针对的是脾虚消化不好，作用在消化系统。

如果肝郁没有严重到非吃药不可的程度，用薄荷和玫瑰花泡茶，很适合经前调养。

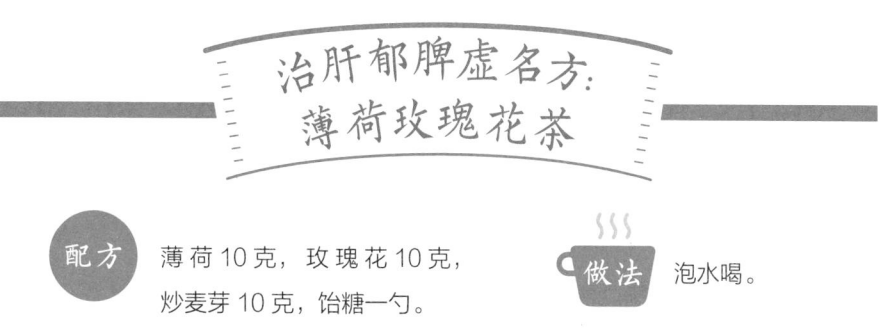

配方　薄荷 10 克，玫瑰花 10 克，炒麦芽 10 克，饴糖一勺。

做法　泡水喝。

薄荷是逍遥丸中重要的一味，历代医家对它的评说是：如果少了薄荷，逍遥之力就会减半。玫瑰花是入肝经的，芬芳气息可以让人心情大悦。如果肝郁同时伴脾虚，可以在薄荷、玫瑰花里加上炒麦芽，粮食都是入脾经的，都有健脾效果，炒过的粮食健脾力量更强，能帮助安抚被肝"欺负"过度的脾。这三个，每个都用到 10 克左右，开水冲泡，如果能加一勺饴糖效果就更好，因为饴糖是粮食发酵而成的，比从甘蔗、甜菜中提取的蔗糖，更有健脾价值。

有人会问，是不是逍遥丸这类疏肝解郁药，只能在月经来之前吃呢？不是。因为现在的人比以前的人更容易肝郁，这是环境导致的新问题。

我们吃的药物，使用的化学用品，排泄、倾倒到环境中后，就产生了一个新的环境污染，这就是"环境雌激素"，这是世界性的新问题。现在的女孩子早熟得多，很多人说是因为吃得好了，你有没有想过，为什么男孩子也是同样的营养，却没有早熟？就是因为环境中多出的是"环境雌激素"而不是"环境雄激素"。

环境雌激素可以透过皮肤被人体吸收，小女孩被它影响就早熟了，而在成年人则是肝郁的高发。现在乳腺疾病高发，也和环境雌激素有关。因此，只要处于育龄期，还有月经，疏肝解郁就是日常维护。特别是郁闷憋屈性情的人，她们的性格和体质是相互造就的，在不利的大环境中，肝郁会更重。这种人，只要有憋屈、郁闷感觉，不要非等到月经前，随时都需要疏肝解郁，也不一定吃药，可以采取前面说的药茶或者生活方式来疏肝解郁。

肝郁的人有个特点，会不自觉地长叹气，别人都以为有什么愁事，其实未必，这种叹气实际上是身体在自救。

你会发现，这种长叹气大多发生在久坐或者伏案之后，它其实是呼吸系统的"重启"。久坐、伏案时，胸部运动受限制，大部分肺泡是瘪的，没有充分舒张，这就使身体处于相对缺氧状态。缺氧到一定程度，身体就会自我调整，长叹气就是自我调整，让肺泡扩张起来，以增加氧气的摄入，改善缺氧。

因此，肝郁的人，或者月经前有肝郁表现的人，更要顺应这个身体的本能，就是不要坐在那里叹气，而是走出户外，做伸展运动，做深呼吸。这种姿态既可以调整心绪，也可以改善肝郁。

有心理研究做过测试：当你用牙咬住一支铅笔，被动地呈现笑容的时候，情绪也会随之好转；而当你在角落里，把身体蜷缩成一团，悲观等负性情绪就会不由自主地涌上来。前者是"正能量姿态"，后者则是"负能量姿态"。古往今来所有的中国养生操，比如太极拳、八段锦等，强调的都不是力量锻炼，而是要充分伸展肢体，通过伸展使全身经络打开并畅通，让身体的机能正常发挥。扩胸以及深呼吸，昂首挺胸地快走，则更能舒展肝经，是肝郁人、经前期综合征高发人，应该经常采取的一种"正能量姿态"。

来月经时绝对要保温：
八珍益母丸配上艾附暖宫丸

　　腹部、盆腔是永远要保温的地方，不论是月经期还是非月经期。除了保温，还可以特殊照顾一下，这就是热敷。简单点的，小肚子上敷个热水袋都管用。讲究点的，可以用腌菜的大粒盐，炒热之后，装在口袋里，温敷小肚子。因为盐是入肾经的、温性的，盐熨的效果比热水袋的效果更好。

　　除了保温、热敷，药物也可以在月经期间帮助暖宫，比如八珍益母丸，可以在月经来之前就开始吃，月经中也可以继续用。八珍益母丸中的"八珍"就是八味补气养血的药，它们能让你的血变得充足，血是热的，血足了才能从根本上暖宫。

　　如果八珍益母丸的暖宫力度不够，肚子还是冷痛，这时可以换成艾附暖宫丸，或用八珍益母丸配上艾附暖宫丸。艾附暖宫丸是暖宫的重剂了。

　　除了药物，有些食物也能改善宫寒问题，较常用的就是姜。

　　红糖姜水在过去是很多人缓解痛经的偏方，现在效果好像差了，一个重要原因是很多痛经是器质性的病变，比如子宫腺肌症，这是连止痛药都无效，是需要激素或者手术治疗的。如果不是器质性病变导致的痛经，普通的红糖姜水不管用，可以调高姜的等级，把生姜变成干姜或者炮姜。

　　干姜就是生姜晾干而得，炮姜是干姜进一步炮制而得。干姜比生姜热度大，而且入肾经，所以比生姜更能从更深的层面散寒暖宫。只要大便不干，干姜每天可以用到 10 克，再配红糖，这样的红糖干姜水效果就会更好。如果除了痛经，月经量还很多，可以改为炮姜，只不过炮姜要到药店才能买到，散寒的同时能止血。

关节酸软是经后进补的指标，吃芍药甘草汤

前面说过，月经是女性正常生理现象，不是生病，一般情况下不必特殊对待。但是，每次月经又是一次身体机能的"重启"，既然是"重启"，就可能在后面的磨合上出问题，所以月经之后还是要做适度调养的。

月经每次的失血量一般在 50 ～ 100 毫升，那种能感到站起来"呼"一下出血明显的，每次月经也超不过 100 毫升，这已经是出血量很多的了。而人体全身的血液是 3500 ～ 4000 毫升，每次月经 100 毫升的出血，按说微不足道，因为包括我们去献血，每次也要献 200 毫升，所以月经的出血是一般身体都可以承受的。

但有些人必须要在月经之后进补，不是因为缺血阴虚才需要补，而是身体没跟上"重启"的节奏，这时候就要用中医的补血药，补的不仅是血，还有身体的用血能力。

那么，出现什么情况就意味着需要经后进补了呢？

很多人月经后觉得膝盖酸，好像爬了一次山一样，或者小腿酸甚至抽筋，这些都可能与血虚有关。中医治疗它们用的就是养血柔肝的办法，因为肝主筋，这个筋就包括各种软组织。

典型的表现就是身体酸软，尤其关节酸软，多是血虚的表现。中医说的血是负责濡养筋脉的，这个筋脉包括了全身的软组织，而关节，特别是膝关节，是全身最复杂、承重最高的关节，膝关节失去濡养时，症状更明显。

之前有个上中学的孩子，每天晚上手脚抽筋，到医院做了各种检查，查不出问题，既不缺钙，也不贫血，更没其他严重病状。后来没

办法，只好找到中医，结果用两味药就让孩子的抽搐减轻了，这两味药一个是芍药，一个是甘草。这个简单的配伍是《伤寒论》里的方子"芍药甘草汤"，原方治疗的就是"脚挛急"，也就是抽筋，肌肉痉挛。这个方子我也建议给很多月经后关节酸、小腿肚子抽筋发紧的人，效果大多很好。

因为芍药是入肝经的，通过养血，舒缓了缺血导致的痉挛。但芍药的养血补血作用，并非补血药中的顶级，没法与阿胶之类的补血药相比，为什么还能如此见效？就是月经之后的血虚不是单纯的缺血，而是血不能很好地运行到这些部位导致的。那又是什么影响了血的运行呢？就是肝郁。

前面讲了，月经与雌激素的分泌有关，月经前是雌激素分泌的高峰，也就是肝郁最严重的时候。月经之后，这个高峰过去了，身体要平复高峰时留下的问题，有的人平复不好，肝郁仍是祸患，仍旧存在，这时经络就容易郁堵，就会影响气血的畅通和运行。所以，这些人未必是血虚，而是有血却流不过去，芍药的作用就是柔肝养血。柔肝就是帮助身体去除郁堵，经络通了，血流过去了，客观上产生了补血的效果。

经后头疼，吃乌鸡白凤丸和六味地黄丸

很多人是月经之后头疼，而且脸色也不好，疲劳感加重，这些在月经失血后出现的问题，一般都是因为虚。中医讲"烦劳则张"，意思是在劳累、消耗之后加重的问题，多是虚性的。月经就是一次消耗，月经之后的头疼，往往是空疼，疼的时候喜欢揉着摁着暖着。而

月经前的疼往往是胀痛，而且疼的在一个点，那往往是血郁或者说肝郁。因此，一旦有喜欢揉着按着的虚痛出现，就提示你要在月经之后进补了。

具体该怎么补？什么药物合适？一个是乌鸡白凤丸，一个是六味地黄丸。

乌鸡白凤丸最早出自明代龚廷贤的《寿世保元》，当时有乌鸡丸、白凤丹，到了清代，经过宫廷御医的整合，成了乌鸡白凤丸这个药了。其中的君药始终是乌鸡，原方中用的是一整只乌鸡，其他药物如鹿角胶、鳖甲、人参、黄芪、当归、白芍、香附、地黄、山药等，都是围绕着它来配合治疗的。《本草纲目》说："乌骨鸡，性味甘平无毒，补虚劳亏损，治消渴，中恶心腹痛，益产妇，治妇人崩中下带，一切虚损诸病。"

适合的是月经后疲劳、怕冷很严重的人。这种人脸色很难看，月经结束后很长时间缓不上来，特别是月经量多的时候，这就需要尽快将血补上来。但是要注意，乌鸡白凤丸是热的，所以适合于怕冷、手脚冰凉、大便不干的症状，否则吃了可能会上火。

六味地黄丸比乌鸡白凤丸要平和，适合月经之后出现的各种关节肌肉酸软。特别是身体偏瘦的人，月经之后她们更加不滋润，更加容易枯萎，而这个药通过补肾阴能和缓地滋润身体，和缓地改善。

这两种药一般在月经之后吃一周左右就可以，如果平时有血虚表现，也可以时常地作为保健药来吃。因为是保健，是作为维持的量，所以只要吃到说明书上写的治疗量的一半或者三分之一就可以了。

如果没有严重到非吃药不可的程度，月经后多吃些补血的食物就足够，至少有锦上添花的效果，其中很方便的是红枣枸杞茶。

这个药茶是养血补阴的，因为月经之后有的人眼睛干涩明显，枸杞就能很好纠正。枸杞是补肝血的，肝开窍于目，眼睛干涩多是因为肝血虚，可以用枸杞 10 克，加上红枣三五个泡茶。如果没有上火，胃特别怕冷，大便也不成形，又容易在月经后失眠等问题，可以加上桂圆三五个，每天用它们泡泡茶，喝上三五天，也是对月经一个平和的善后。

除了药茶，每次月经后，不妨给自己做个加餐，一个是乌鸡汤。炖一只乌鸡，再加上当归 10～20 克，黄芪 10 克，大枣五六个这是乌鸡白凤丸的"厨房版"。

还有就是《金匮要略》中的当归生姜羊肉汤，这是个写进中医经典的食疗方，张仲景对它的功效说明是"寒疝腹中痛，及胁痛里急者，当归生姜羊肉汤主之"，治疗的是因血虚导致的各种腹痛，通过补血温阳来止痛。

当归是补血的，而且有通便效果。很多女性便秘不是因为吃蔬菜少，而是因为血虚，不能濡养肠道，这种便秘在月经后更容易发生，毕竟经历了一次失血。这时，当归就是较合适的补血通便药了。

当归生姜羊肉汤

配方 10～20 克当归，500 克左右羊肉，一大块生姜。

做法 将当归和羊肉，再加一大块生姜，放在一起熬汤。羊肉是温性的，而且羊肉是红肉，红肉含铁多，温补的同时还能有效地改善贫血。即便是月经正常的女性，也不妨每次月经之后都用这个汤调理一下。如果平时就有血虚，脸色黄，手脚冰凉，这个汤还可以作为秋冬之后的日常例汤。